温热经纬

（第二版）

清·王士雄◎著

何永 李秋◎校注

《中医非物质文化遗产临床经典读本》

第一辑

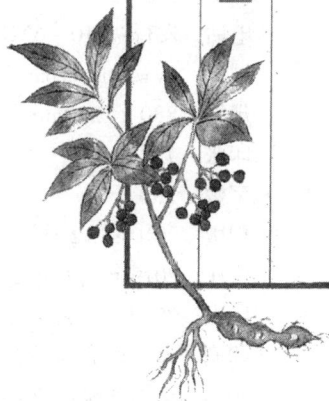

中国健康传媒集团

中国医药科技出版社

图书在版编目（CIP）数据

温热经纬 /（清）王士雄著；何永，李秋校注 . —2 版 . — 北京：中国医药科技出版社，2019.7（2024.9重印）

（中医非物质文化遗产临床经典读本）

ISBN 978-7-5214-1017-4

Ⅰ . ①温… Ⅱ . ①王… ②何… ③李… Ⅲ . ①温病学说—中国—清代 Ⅳ . ① R254.2

中国版本图书馆 CIP 数据核字（2019）第 044335 号

美术编辑 陈君杞
版式设计 也 在

出版 **中国健康传媒集团** | 中国医药科技出版社
地址 北京市海淀区文慧园北路甲 22 号
邮编 100082
电话 发行：010 – 62227427 邮购：010 – 62236938
网址 www.cmstp.com
规格 880 × 1230mm $\frac{1}{32}$
印张 7 $\frac{3}{8}$
字数 130 千字
初版 2010 年 12 月第 1 版
版次 2019 年 7 月第 2 版
印次 2024 年 9 月第 2 次印刷
印刷 大厂回族自治县彩虹印刷有限公司
经销 全国各地新华书店
书号 ISBN 978-7-5214-1017-4
定价 **23.00 元**

获取新书信息、投稿、为图书纠错，请扫码联系我们。

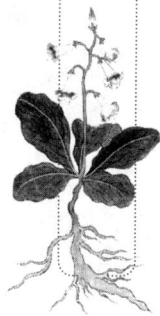

《温热经纬》清·王士雄著。共五卷。卷一、卷二选辑《黄帝内经素问》《灵枢》《伤寒论》《金匮要略》诸书中有关温热病的条文，引录前人的注解，参以己见，以阐发温热病病因、病机、证候、辨证及治法；卷三、卷四采辑叶天士、吴瑭、陈平伯、薛生白、余师愚等温热名家论述温热病、湿热病、疫病之精华，加以评注，分析温热病的辨证、传变规律、治疗方法和诸家得失。卷五为方论，收录前文论及的治疗温病代表方113首。本书以"轩岐仲景之文为经，叶薛诸家之辨为纬"，广收各家医论，补入大量个人见解，是一部温病学集大成之作。

本次校勘在充分借鉴前人整理成果的基础上，收集版本，精心点校，主要供中医药研究者、学习者和中医爱好者使用。

内　容　提　要

出版者的话

　　中国从有文献可考的夏、商、周三代，就进入了文明的时代。中国人认为自己是炎黄的子孙，若以此推算，中国的文明史可以追溯到五千年前。中华民族崇尚自然，形成了"天人合一"的信仰，中医学就是在这种信仰的基础上产生的一种传统医学。

　　中医的起源可以追溯到炎帝、黄帝时期，根据考古、文献记载和传说，炎帝神农氏发明了用药物治病，黄帝轩辕氏创造脏腑经脉知识，炎帝和黄帝不仅是中华民族的始祖，也是中医的缔造者。

　　大约在公元前1600年，商代的伊尹发明了用"汤液"治病，即根据不同的证候把药物组合在一起治疗疾病，后世称这种"汤液"为"方剂"，这种治病方法一直延续到现在。由此可见，中华民族早在3700多年前就发明了把各种药物组合为"方剂"治疗疾病，实在令人惊叹！商代的彭祖用养生的方法防治疾病，中国人重视养生的传统至今深入民心。根据西汉司马迁《史记》的记载，春秋战国时期的秦越人扁鹊善于诊脉和针灸，西汉仓公淳于意善于辨证施治。这些世代传承积累的医药知识，到了西汉时期已蔚为大观。汉文帝下诏命刘向等一批学者整理全国的图书，整理后的图书分为六大类，即六艺、诸子、诗赋、兵书、术数、方技，方技即医学。刘向等校书，前后历时27年，是对中国历史文献最

1

为壮观的结集、整理、研究，真正起到了上对古人、下对子孙后代的承前启后的作用。后之学者，欲考中国学术的源流，可以此为纲鉴。

这些记载各种医学知识的医籍，传之后世，被遵为经典。医经中的《黄帝内经》，记述了生命、疾病、诊疗、药物、针灸、养生的原理，是中医学理论体系形成的标志。这部著作流传了2000多年，到现在，仍被视为学习中医的必读之书，且早在公元7世纪，就传播到了周边一些国家和地区，近代以来，更是被翻译成多种语言，在世界许多国家广泛传播。

经方医籍中记载了大量以方治病和药物的知识，其中有《汤液经法》一书，相传是伊尹所作。东汉时期，人们把用药的知识编纂为一部著作，称《神农本草经》，其中记载了365种药物的药性、产地、采收、加工和主治等，是现代中药学的起源。中国历代政府重视对药物进行整理规范，著名的如唐代的《新修本草》、宋代的《证类本草》，到了明代，著名医学家李时珍历经30余年研究，编撰了《本草纲目》一书，在世界各国产生了广泛影响。

东汉时期的张仲景，对医经、经方进行总结，创造了"六经辨证"的理论方法，编撰了《伤寒杂病论》，成为中医临床学的奠基人，至今仍是指导中医临床的重要文献。这部著作早在公元700年左右就传到日本等国家和地区，一直受到重视。

西晋时期，皇甫谧将《素问》《针经》和《黄帝明堂经》进行整理，编纂了《针灸甲乙经》，系统地记录了针灸的理论与实践，成为学习针灸的经典必读之书，一直传承到现在。这部著作也被翻译成多种语言，在世界各地广泛传播。

中医学在数千年的发展历程中，创造积累了丰富的医学理论与实践经验，仅就文献而言，保存下来的中医古籍就有1万余种。中医学独特的思想与实践，在人类社会关注健康、重视保护文化多样性和非物质文化遗产的背景下，显现出更加旺盛的生命力。

中医药学与中华民族所有的知识一样，是"究天人之际"的学问，所以，中国的学者们信守着"究天人之际，通古今之变，成一家之言"的至理。《素问·著至教论篇》记载黄帝与雷公讨论医道说："而道，上知天文，下知地理，中知人事，可以长久。以教众庶，亦不疑殆。医道论篇，可传后世，可以为宝。"这段话道出了中医学的本质。中医是医道，医道是文化、是智慧，《黄帝内经》中记载的都是医道。医道是究天人之际的学问，天不变，道亦不变，故可以长久，可以传之后世，可以为万世之宝。

医道可以长久，在医道指导下的医疗实践，也可以长久。故《黄帝内经》中的诊法、刺法可以用，《伤寒论》《金匮要略》《备急千金要方》《外台秘要》的医方今天亦可以用，《神农本草经》《证类本草》《本草纲目》的药今天仍可以用。

或许要问，时间太久了，没有发展吗？不需要创新吗？其实，求新是中华民族一贯的追求。如《礼记·大学》说："苟日新，日日新，又日新。"清人钱大昕有一部书叫《十驾斋养新录》，他以咏芭蕉的诗句解释"养新"之义说："芭蕉心尽展新枝，新卷新心暗已随，愿学新心养新德，长随新叶起新知。"原来新知是"养"出来的。

中华民族"和实生物，同则不继"的思想智慧，与当今国际社会提出的保护和促进文化多样性、保护人类的非物质文化遗产的需求相呼应。世界卫生组织 2000 年发布的《传统医学研究和评价方法指导总则》中，将"传统医学"定义为"在维护健康以及预防、诊断、改善或治疗身心疾病方面使用的各种以不同文化所特有的理论、信仰和经验为基础的知识、技能和实践的总和"，点明了文化是传统医学的根基。习近平总书记深刻指出："中医药学是中国古代科学的瑰宝，也是打开中华文明宝库的钥匙。"这套丛书的整理出版，也是为了打磨好中医药学这把钥匙，以期打开中华文明这个宝库。

希望这套书的再版，能够带您回归经典，重温中医智慧，获得启示，增添助力！

中国医药科技出版社

2019 年 6 月

校注说明

　　王士雄（1808~1868年），字孟英，清代著名医家，又号梦隐，别号半痴山人，浙江钱塘（今杭州市）人，曾迁居浙江盐官（今属海宁市）等地。孟英为世医出身，少年时即立志习医，得舅父俞桂庭之助，并为其书斋题名"潜斋"。青年时期王孟英以佐理盐业为生，得暇钻研医籍。业成，行医于江、浙一代。其时战乱，疫疠流行，亲人死于霍乱，遂专心于温热病。经多年临床实践，形成了对温热病的独到见解，是继叶桂、薛雪、吴瑭之后的温病学派主要代表人物，《温热经纬》是其主要代表作。王氏勤奋治学，笔耕不辍，编撰整理了大量医学著作。除本书外，较著名者还有：《随息居重订霍乱论》《随息居饮食谱》《王氏医案》等近20种。

　　《温热经纬》全书五卷。王孟英撰于清咸丰二年（1852年）。卷一、卷二，选辑《黄帝内经素问》《灵枢》《伤寒论》《金匮要略》诸书中有关温热病的条文，引录前人的注解，参以己见，以阐发温热病病因、病机、证候、辨证及治法；卷三、卷四，采辑叶天士、吴瑭、陈平伯、薛生白、余师愚等温热名家论述温热病、湿热病、疫病之精华，加以评注，分析温热病的辨证、传变规律、治疗方法和诸家得失。卷五为方论，收录前文论及的治疗温病代表方113首。全书以"轩岐仲景之文为经，叶薛诸家之辨为纬"，广收各家医论，补入大量个人见解，是一部温病学集大成之作。

王孟英少年艰辛，家境拮据，立志习医，治学勤奋，积年累月，终成一代名医。他一生南北奔走，为劳苦民众施术救急，著书立说传播医学知识。遇到瘟疫暴发，毫不畏惧，竭力图治。时人称其"学识过人，热肠独具。凡遇危险之候，从不轻弃，最肯出心任怨以图之。"他治学态度严谨，敢于承担责任，对待同业谦逊尊敬，绝不恃术自矜。

《温热经纬》收载了他的温病学的理论认识和临床经验。该书以《内经》和仲景的理论为基础，汲取叶天士、薛生白等诸家精粹，结合临证诊病心得，明确提出"新感""伏邪"两大辨证纲领，重视审同察异，灵活施治，丰富和发展了温病学理论，积累了大量的实践经验。书中所载大量温病病因、病机、辨证、治则、治法和方剂，不仅对清末及民国时期传染病的防治发挥了指导作用，对于现代中医临床仍有很高的参考价值。

本书成书以后，叠经翻刻，现有各种刊本约四十余种，较有代表性的有：清·咸丰二年壬子（1852 年）原刻本、清·同治二年癸亥（1863 年）刻本、清·同治十三年甲戌（1874 年）湖北崇文书局刻本、清光绪三年丁丑（1877 年）刻本、清·光绪三十年甲辰（1904 年）石印本、1926 年上海萃英书局石印本、1956 年人民卫生出版社铅印本、1999 年中国中医药出版社王孟英医学全书本，等。

近年来，本书虽经多次校勘整理，取得了大量成果，但由于所选底本均非原刻，体例字体不尽合理，经注不明。为揭示本书全貌，方便阅读使用，故精选版本悉心校注，以飨读者。本次校勘以清·咸丰二年壬子（1852 年）原刻本为底本，以清·同治十三年甲戌（1874 年）湖北崇文书局刻本、清光绪三年丁丑（1877年）刻本为对校本，并参以 1926 年上海萃英书局石印本，他校则以本书所引著作之通行本为校本。

本书的校勘整理，主要采取了以下方法。

一、将原书繁体竖排改为简体横排，并以现代标点符号对原书进行句读。凡底本中代表前文的"右"字，一律改为"上"字；代表后文的"左"字，一律改为"下"字。

二、对原书中个别段落较长者，根据文义重新划分为若干小段，以便于习览。

三、底本中因写刻致误的明显错字及俗写字，予以径改；书中俗写之药名，一律径改为现行标准用名，如枝子改为栀子、旁子改为蒡子等。

四、凡底本与校本互异，若显系底本误脱衍倒者，予以径改；若难以判定是非，或两义均通者，则不改原文，出校记说明；若显系校本讹误者，亦不予处理。若底本与校本虽同，但原文仍属错误者，亦据理校予以改正。

五、对原书中的俗写字、异体字、古今字，包括药物的俗名，均以现代常用字适当规范，除部分仍需保留外，尽量前后律齐，如衹与只、射香与麝香、槟榔与槟榔、灯芯与灯心、百步与百部、白藓皮与白鲜皮等，均以后者律之。对容易引起歧义的通假字，则尽量回改为本字，如燥与躁、痿与萎、隔与膈、磁与瓷等，凡义属后者，均改为后字。但对某些习惯用字，如荣与营、症与证等，则视具体情况处理，而不强求一律。

由于整理者水平有限，疏漏之处在所难免，敬请同道指正。

校注者

2009 年 10 月

杨 序

　　余读孟英之《霍乱论》也，在道光纪元之二十有八年。阅三载，孟英游江右，余握篆①宜黄，始纳交于孟英。因得读其《回春录》、《仁术志》诸治案，为之编纂排比，付诸剞劂，以惠世人。孟英知余耽情竹素，积嗜成癖，所获奇方秘籍，恒邮寄相示，拓我见闻。而余每有所疑，辄驰书相问难，孟英为之条分缕析，援古证今，如冰斯开，如结斯解，披函庄诵，未尝不抚案称快！数载以来，尺书往复，鱼雁为劳。夫疾疢人之所时有也，不有药石，患害曷瘳？然而医籍流传，途径多歧，聚讼纷纭，各鸣一得，使后学徨眩惑，罔决适从，识者病之。予恒欲广搜百氏，兼综群言，吸摄精华，倾吐糟粕，勒为一书，以质好学深思之士。而才识谫陋，不敢自信，欲俟资力稍充，邀孟英共事扬榷，成斯盛举。浮沉数载，而所志迄莫能偿。既而军事兴，粤西贼起，攻长沙，屠武昌，陷安庆，遂踞金陵。江西、左皖、右楚，以大江为门户。大宪议保甲，议团练，以固疆圉。时余自宜黄改任临川，虽地居腹里，而民气素浮，讹言繁兴，张皇既虞生事，优柔又恐养奸。听夕鹿鹿簿书间，而此事遂不暇计及。未几先君子在籍弃养②，奔丧归里，干戈

---

① 握篆：掌官印。因古代官印皆用篆文，故云。

② 在籍弃养：籍，故乡；弃养，特指父母逝世。他本有作"捐馆舍"者，亦通。

1

载途，道路梗涩。乃取道长沙，泛洞庭，涉江汉，当武昌之南，溯流而西至樊城。弃舟登车，揽许昌之遗迹，登大梁之故墟，慨然发怀古之思。及渡河，则桑梓在望，故里非遥，载驰载驱，将涉潲沱，乃猝与贼遇，遽折而东，旅寓于丰宁之间。盖纡回六千里，驰驱五阅月，而迄未得归也。甲寅秋，烽烟稍靖，始得展祖宗之丘墓，安先君子于窀穸^①。十年游子重返敝庐，闾里故人半归零落，追念畴昔，喟然兴叹。居数月，复以公事牵，率买舟南下。因得谒孟英于武林，握手言欢，历叙契阔。而孟英业益精，学益邃，涵养深醇，粹然见于面目。余以行迫，未得深谈，悒悒而别。已而孟英来答拜，舆夫负巨簏置舟中，则孟英所赠书也。舟行正苦岑寂，得此奇编，如亲良友，遂次第读之。中得一编，题曰《潜斋丛书》，急阅之，盖孟英数年所搜辑言医之书也。或表著前徽，或独抒心得，或采撷奇方如《肘后》，或区别品汇如《图经》。匡坐篷窗，回环雒诵^②，奇情妙绪，层见叠出，满纸灵光，与严陵山色竞秀争奇。噫！技至此乎。夫士君子能成不朽之盛业，而为斯民所托命者，其精神必强固，其志虑必专一，其学问必博洽，其蕴蓄必深厚，而天又必假以宽闲之岁月，以成其志。孟英怀才抱奇，隐居不仕，而肆力于医，故所造如此，岂偶然哉！余行抵玉山，遇贼不能前，仍返武林，就孟英居焉。晨夕过从，相得甚欢，因并读其《温热经纬》。经纬者，盖以轩岐、仲景为经，叶、薛诸家为纬，体例一仍《霍乱论》之旧，而理益粹，论益详。其言则前人之言也，而其意则非前人所及也。余于此事怀之数年，莫能措手。孟英已奋笔而成此书，洋洋洒洒，数十万言，无一支字蔓语羼杂其间，是何才之奇而识之精耶！异日由此例而推之各杂证，力辟榛芜，独开异境，为斯道集大成，洵千秋

---

① 窀穸（zhūn xī，谆西）：墓穴。

② 雒诵："雒"同"络"，连络。络诵，反复诵读。

快事哉！余于孟英之学，无能望其项背，而孟英谬引为知己，殆所谓形骸之外，别有神契者耶。因备述颠末于简端，以志交谊之雅云。

咸丰五年岁次乙卯端阳前三日定州杨照藜叙

3

汪 序

　　温热一证，庸手妄为治疗，夭札多矣。梦隐悯之，而作此书，俾学者得所遵循。生平著述等身，当以此书称首，真宝书也。其友乌程汪曰桢，读而善之，因为之赞曰：

　　活人妙术，司命良箴。不偏不易，宜古宜今。千狐之裘，百衲之琴。轩岐可作，其鉴此心。

同治二年癸亥二月朔书于上海旅次

赵　序

　　自来生民之疾，莫重于伤寒。存亡判乎呼吸，得失决于一朝。变化万端，不容或紊。而伤寒中，温、热、暑、湿之病，证因非一，尤易混淆。前贤所以各有专书，互相阐发，而斤斤于此也。顾明于此者，昧于彼，聚讼纷纭，各鸣己得，徒使好学之士无所适从，而或过信一家之言，未免偏之为害矣。王君孟英，该博淹贯，引经斥异，众美兼收。谓前人之说既已中肯，何必再申己意。因而弃瑕录瑜，汇成《温热经纬》一编，盖本述而不作之意。而其中间以按语，亦谓旁考他书，参以阅历，则亦犹之述耳。而初非有私心臆断于其间也。仆懵不知医，过从之余，窃闻绪论，喜长沙之学，既得诸家表彰于前，复得王氏厘订于后。由是千秋绝业，不致淆乱于群言；而四时五气之感，亦不致难辨而失之歧误，其有裨生民之命，岂浅鲜哉！属为弁言，爰不揣谫陋而书之。

咸丰二年壬子初夏四月仁和赵梦龄

自　序

　　《内经》云：天有四时五行，以生长收藏，以生寒暑燥湿风。夫此五气，原以化生万物，而人或感之为病者，非天气有偶偏，即人气有未和也。《难经》云：伤寒有五，有中风、有伤寒、有湿温、有热病、有温病。此五气感人，古人皆谓之伤寒。故仲圣著论，亦以伤寒统之，而条分中风、伤寒、温病、湿、暍五者之证治，与《内经》《难经》渊源一辙。法虽未尽，名已备焉。《阴符经》云：天有五贼，见之者昌。后贤不见，遂至议论愈多，至理愈晦。或以伤寒为温热，或以温热为伤寒，或并疫于风温，或并风温于疫，或不知有伏气为病，或不知有外感之温，甚至并暑、暍二字而不识，良可慨已！我曾王父随笔中，首为剖论。兹雄不揣愚昧，以轩岐、仲景之文为经，叶、薛诸家之辨为纬，纂为《温热经纬》五卷。其中注释，择昔贤之善者而从之，间附管窥，必加"雄按"二字以别之。俾读者先将温、暑、湿、热诸病名了然于胸中。然后博览群书，庶不为其所眩惑，而知所取舍矣。非敢妄逞意见，欲盖前贤；用质 ① 通方 ②，毋嗤荒陋。

**　　　　　　咸丰二年壬子春二月海宁王士雄书于潜斋**

---

① 　质：同"资"，给予，帮助。下同。
② 　通方：通，通晓，学习。指学习医术。

目 录

卷五

卷 一

《内经》伏气温热篇

《素问·生气通天论》曰：冬伤于寒，春必温病。

张仲景曰：冬时严寒，万类深藏，君子固密，则不伤于寒。

雄按：伤而即病者为伤寒，不即病者为温热。

章虚谷曰：冬寒伏于少阴，郁而化热，乘春阳上升而外发者为实证。

《金匮真言论》曰：夫精者，身之本也。故藏于精者，春不病温。

王启玄曰：精气伏藏，则阳不妄升，故春无温病。

尤拙吾曰：冬伤于寒者，春月温病之由。而冬不藏精者，又冬时受寒之源也。

吴鞠通曰：不藏精，非专主房劳说，一切人事之能动摇其精者皆是。即冬时天气应寒，而阳不潜藏，如春日之发泄，甚至桃李反花之类亦是也。

章虚谷曰：经论温病，有内伏而发外者，有外感随时而成者。其由内伏发外者，又有虚实二证。上条为实证，此条为虚证也。

《热论》篇曰：凡病伤寒而成温者，先夏至日者为病温，后夏至日者为病暑。暑当与汗皆①出，勿止。

王启玄曰：此以热之微甚为义也。阳热未盛故曰温，阳热大盛故曰暑。

杨上善曰：冬伤于寒，轻者，夏至以前发为温病；重者，夏至以后发为暑病。

林观子曰：少阴真气既亏，邪必深入，郁久化热，自内而出。《伤寒序例》云：暑病者，热极重于温。是暑病者，其实热病也。

沈尧封曰：伤寒有五，热病乃其一耳。余论俱散失矣。

章虚谷曰：此言凡病伤寒，则不独指冬时之寒也。盖寒邪化热，随时皆有也。

雄按：《脉要精微论》曰：彼春之暖，为夏之暑，夫暖即温也，热之渐也。然夏未至则不热，故病发犹曰温。其首先犯肺者，乃外感温邪。若夏至后则渐热，故病发名曰暑。盖六月节曰小暑，六月中曰大暑，与冬至后之小寒、大寒相对待，是病暑即病热也。乃仲圣以夏月外感热病名曰暍者，别于伏气之热病而言也。《说文》云：暍，伤暑也。《汉书·武帝纪》云：夏大旱，民多暍死。故暑也，热也，暍也，皆夏令一气之名也。后人不察，妄腾口说，甚至讲太极、推先天，非不辨也，其实与病情无涉，而于医理反混淆也。

按：此言其常也。然春时亦有热病，夏日亦有温病。温，热之轻者也；热，温之重者也，故古人往往互称。

《刺热篇》曰：肝热病者，小便先黄，腹痛，多卧，身热，

---

① 皆：原脱，据人卫校释本《素问》补。

热争则狂言及惊，胁满痛，手足躁，不得安卧。庚辛甚，甲乙大汗，气逆则庚辛日死。刺足厥阴少阳，其逆则头痛员员[①]，脉引冲头也。

吴鞠通曰：肝病小便先黄者，肝脉络阴器，又肝主疏泄，肝病则失其疏泄之职，故小便先黄也。腹痛多卧，木病克脾土也。热争，邪热盛而与正气相争也。狂言及惊，手厥阴心包病也。两厥阴同气，热争，则手厥阴亦病也。胁满痛，肝脉行身之两旁，胁其要路也。手足躁，不得安卧，肝主风，风淫四末，又木病克土，脾主四肢。木病热，必吸少阴肾中真阴，阴伤，故骚扰不得安卧也。庚辛金日，克木故甚。甲乙肝木旺时，故汗出而愈。气逆，谓病重而不顺其可愈之理，故逢其不胜之日而死也。厥阴少阳并刺者，病在脏，兼泻其腑也。逆则头痛以下，肝主升，病极而上升之故。自庚辛日甚以下之理。余脏仿此。

心热病者，先不乐数日乃热，热争则卒心痛，烦闷，善呕，头痛，面赤无汗。壬癸甚，丙丁大汗。气逆则壬癸死，刺手少阴太阳。

吴鞠通曰：心病先不乐者，心包名膻中，居心下，代君用事，经谓膻中为臣使之官，喜乐出焉，心病故不乐也。卒心痛：凡实痛，皆邪正相争，热争，故卒然心痛也。烦闷：心主火，故烦；膻中气不舒，故闷。呕：肝病也，木火同气，热甚而肝病亦见也，且邪居膈上，多善呕也。头痛：火升也。面赤：火色也；无汗：汗为心液，热闭液干，汗不得通也。

章虚谷曰：人身生阳之气，根于肾脏，始发于肝木。木生火，火生土，土生金，金生水，水又生木，如是生生不息，则

---

① 员员："员"同"运"，眩晕。

安和无患也。邪伏血气之中，必随生阳之气而动，动甚则病发。然其发也，随气所注而无定处，故《难经》言，温病之脉，行在诸经，不知何经之动也。如仲景所论，或发于阴经，或发于阳经，正合《难经》之言也。今《内经》按生气之序，首列肝，次以心、脾、肺、肾，以明邪随生气而动。其于不定之中，自有一定之理，足以印证《难经》、仲景之言。而轩岐、越人、仲景之一脉相承，更可见矣。

脾热病者，先头重，颊痛，烦心，颜青，欲呕，身热，热争则腰痛，不可用俯仰，腹满泄，两颔痛。甲乙甚，戊己大汗。气逆则甲乙死，刺足太阴阳明。

吴鞠通曰：脾病头先重者，脾属湿土，性重，经谓湿之中人也，首如裹，故脾病头先重也。颊，少阳部也，土之与木，此负则彼胜，土病而木病亦见也。烦心，脾脉注心也。颜青欲呕，亦木病也。腰痛不可用俯仰，脾病则胃不能独治，阳明主约束而利机关，故痛而至于不可俯仰也。腹满泄，脾经本病。颔痛，亦本病也。

肺热病者，先渐然厥起毫毛，恶风寒，舌上黄，身热，热争则喘咳，痛走胸膺背，不得太息，头痛不堪，汗出而寒。丙丁甚，庚辛大汗。气逆则丙丁死。刺手太阴阳明，出血如大豆，立已。

吴鞠通曰：肺病先恶风寒者，肺主气，又主皮毛，肺病则气膹郁，不得捍卫皮毛也。舌上黄者，肺气不化，则湿热聚而为黄苔也。章虚谷曰：若外邪初感，而非内热，其苔必白。喘，气郁极也。咳，火克金也。胸膺，背之腑也，皆天气主之。肺主天气，肺气郁极，故痛也。走者，不定之词。不得太息，热闭肺脏也。头痛不堪，亦天气郁，热不得泄，直上冲脑也。郁热而腠开，汗出，其热暂泄，则寒也。略参章氏。

肾热病者，先腰痛胻酸，苦渴数饮，身热，热争则项痛而强，寒且酸，足下热，不欲言，其逆则项痛，员员澹澹然。戊己甚，壬癸大汗。气逆则戊己死，刺足少阴太阳。

吴鞠通曰：肾病腰先痛者，腰为肾之腑，又肾脉贯脊，会于督之长强穴。胻，肾脉入跟中，以上腨内；太阳之脉，亦下贯内，腨即胻也。酸，热铄液也。苦渴数饮，肾主五液而恶燥，病热则液伤而燥，故苦渴而饮水求救也。项，太阳之脉从颠入络脑，还出别下项。肾病至于热争，脏病甚而移之腑，故项痛而强也。寒，热极为寒也。足下热，肾脉从小指之下，邪趋足心涌泉穴，病甚而热也。不欲言，有无可奈何之苦也。邪气上逆，则项更痛，员员澹澹，一身不能自主，难以形状之病也。略参章氏。

肝热病者，左颊先赤；心热病者，颜先赤；脾热病者，鼻先赤；肺热病者，右颊先赤；肾热病者，颐先赤。病虽未发，见赤色者刺之，名曰治未病。

章虚谷曰：此更详五脏热邪未发，而必先见于色之可辨也。左颊、颜、鼻，右颊、颐，是肝、心、脾、肺、肾脏之气，应于面之部位也。病虽未发，其色先见，可见邪本伏于血气之中，随气血流行而不觉，更可印证《难经》所云：温病之脉，行在诸经，不知何经之动也。故其发也，必随生气而动，而先见色于面。良工望而知其邪动之处，乘其始动，即刺而泄之，使邪势杀而病自轻。即《难经》所云：随其经之所在而取之者，是为上工治未病也。用药之法，亦可类推矣。

诸治热病，以饮之寒水，乃刺之，必寒衣之，居之寒处，身寒而止也。

章虚谷曰：以其久伏之邪，热从内发，故治之必先饮寒水，从里逐热，然后刺之，从外而泄。再衣以寒，居处以寒，身寒热除而后止。

雄按：今人不读《内经》，虽温、热、暑、疫诸病，一概治同伤寒，禁其凉饮，厚其衣被，闭其户牖，因而致殆者，我见实多。然饮冷亦须有节，过度则有停饮、肿满、呕利等患，更有愈后手指、足缝出水。速投米仁三两，茯苓三两，白术一两，车前五两，桂心一钱，名驱湿保脱汤，连服十剂，可免脚趾脱落。此即谚所谓脱脚伤寒也，亦不可不知。若饮冷虽多，而汗出亦多，必无后患。

太阳之脉，色荣颧骨，热病也。荣未交，曰今且得汗，待时而已。与厥阴脉争见者，死期不过三日，其热病内连肾。

章虚谷曰：此明外感与伏邪互病之证也。与《热论篇》之两感，同中有异。彼则内外同时受邪，内外俱病，故不免于死。此则外感先发，伏邪后发者可生。若同发则死期不过三日也。云太阳之脉者，邪受太阳经脉，即一日巨阳受之，头项痛，腰脊强者是也。色荣颧骨者，鲜荣色赤见于颧骨也。盖颧者，骨之本；骨者，肾所主。肾脏伏热之邪已动，循荣血见色于颧也。荣未交，今且得汗，待时而已者。言太阳经脉外受之邪，与荣血中伏热之邪，尚未相交，今且使其得汗，先解外邪。所谓未满三日可汗之是也。其内伏之邪后发，待脏气旺时可已。如肾热病，待壬癸日，得大汗而已也。又如所云，见赤色者刺之，名治未病亦可也。倘与厥阴经脉病证争见，则肾肝皆有邪热内发。其势必与太阳外邪连合而不可解，故比之两感，死期更速，不过三日也。盖两感病起于经，必待胃气尽，六日方死。此则其热病内连肾脏，本元即绝，故死速也。

少阳之脉，色荣颊前，热病也。荣未交，曰今且得汗，待时而已。与少阴脉争见者，死期不过三日。

章虚谷曰：上言肝热病者，左颊先赤。肝为厥阴，胆为少阳，相表里者也。外邪受于少阳经脉，而肝脏伏热之色，荣于颊前。若外内之邪尚未相交，今且使其得汗以解外。其内发之热，可待脏气旺时而已。若与少阴经脉病证争见，则肝连肾热，而内外邪势必交合难解，死期不过三日也。大抵外内之邪，发有先后，而不交合，尚可解救，故要紧在"荣未交"一句。下文病名阴阳交，亦即荣已交之义也。经文止举太阳少阳两证，不及阳明太阴合病者。余窃度之，以阳明之腑，可用攻泻之法，不至必死。非同太阳、少阳、厥阴，其邪连合而无出路，则必死也。

《评热病篇》帝曰：有病温者，汗出辄复热，而脉躁疾，不为汗衰，狂言不能食，病名为何？岐伯曰：病名阴阳交，交者死也。

叶香岩曰：交者，阴液外泄，阳邪内陷也。

尤拙吾曰：交，非交通之谓，乃错乱之谓也。阴阳错乱而不可复理，攻其阴，则阳之不得入，攻其阳，则阴持之不得通，故曰交者死也。郭氏谓即是两感病，然两感是阴阳齐病，而非阴阳交病也。

章虚谷曰：阴阳之气，本来相交而相生者。今因邪势弥漫，外感阳分之邪，与内发阴分之邪，交合为一，而木元正气绝矣，故病名阴阳交，交者死。非阴阳正气之相交也。下文明其所以然之理。

人之所以汗出者，皆生于谷，谷生于精。今邪气交争于骨肉而得汗者，是邪却而精胜也。精胜，则当能食而不复热。复热者，邪气出，汗①者，精气也。今汗出而辄复热，是邪胜也。不能食者，精无俾也。病而留者，其寿可立而倾也。且夫《热论》曰：汗出而脉尚躁盛者死。今脉不与汗相应，此不胜其病也，其死明矣。狂言者，是失志，失志者死。今见三死，不见一生，虽愈必死也。

章虚谷曰：汗生于谷，谷生于精者，谓由本元精气化水谷以生津液，发而为汗。邪随汗泄，则邪却而精胜也。精气胜，则当能食，以化水谷，其邪已泄，则不复热矣。乃复热者，邪气未去也。其所出之汗，精气徒泄也。故汗出而辄复热，是精却而邪胜也。所以不能食，精无俾也。俾者，倚藉之谓。其病虽留连，其寿可立待而倾也。古论云：汗出而脉躁盛者死。正谓其精却而邪不去也。若邪去而精气存，脉必静矣。今脉与汗不相应，则精气不胜邪气也，其死明矣。且狂言是失志，失志者死，一也；汗出复热，精却邪胜，二也；汗与脉不相应，三也。今见三死证，不见一生证，虽似愈必死也。

雄按：温证误作伤寒治，而妄发其汗，多有此候。

汪按：此条为温证不可妄表之训。梦隐一语，可谓要言不烦。盖温病误表，纵不成死候，亦必不易愈矣。麻黄、桂枝，人犹胆馁，最误人者，陶节庵之柴葛解肌汤也。

《阳明脉解篇》曰：足阳明之脉病，恶人与火，闻木音则惕然而惊，钟鼓不为动。闻木音而惊，何也？岐伯曰：阳明者，胃脉也。胃者，土也。故闻木音而惊者，土恶木也。帝曰：其恶火何也？岐伯曰：阳明主肉，其脉血气盛，邪客之则热，热甚则恶火。帝曰：其恶人何也？岐伯曰：阳明厥则喘而惋，惋

---

① 汗：原作"汗出"，据人卫校释本《素问·评热病论篇》文改。

则恶人。

章虚谷曰：土被邪困，更畏木克，故闻木音而惊也。钟鼓之音属金，土故不为动也。热甚，故恶火，仲景所云：不恶寒反恶热也。邪结而气厥逆，则喘而惋。惋者懊侬，故恶人也。

帝曰：或喘而死者，或喘而生者，何也？岐伯曰：厥逆连脏则死，连经则生。

章虚谷曰：邪结在腑，则气阻而喘，不能循经达于四肢，而又厥逆，盖四肢禀气于脾胃也。邪内入则连脏故死，外出则连经故生。

帝曰：病甚则弃衣而走，登高而歌。或至不食数日，逾垣上屋。所上之处，皆非其素所能也，病反能者何也？岐伯曰：四肢者，诸阳之本也。阳盛则四肢实，实则能登高也。帝曰：其弃衣而走者何也？岐伯曰：热盛于身，故弃衣欲走也。帝曰：其妄言骂詈，不避亲疏，而不欲食。不欲食，故妄走也。[1]

章虚谷曰：四肢禀气于脾胃，胃为脏腑之海，而阳明行气于三阳，故四肢为诸阳之本也。邪盛于胃，气实于四肢，则能登高也。热盛于身，故弃衣欲走。邪乱神明，怒气冲动，故妄言骂詈。胃中邪实，不欲饮食，四肢多力，则妄走也。是大承气汤之证，其邪连经，脉必滑大，下之可生。其邪连脏，脉必沉细。仲景云：阳病见阴脉者死，则虽有下证，不可用下法矣。

雄按：温证，误投热药、补剂，亦有此候。经证，亦有可用白虎汤者。沉细之脉，亦有因热邪闭塞使然。形证实者，下之可生，未可概以阴脉见而断其必死。凡热邪壅遏，脉多细软

---

[1] 帝曰：其妄言骂詈，不避亲疏，而不欲食。《素问·阳明脉解篇》作："帝曰：其妄言骂詈，不避亲疏而歌者何也？岐伯曰：阳盛则使人妄言骂詈，不避亲疏，而不欲食"。

迟涩，按证清解，自形滑数。不比内伤病服凉药而脉加数者，为虚也。

汪按：大承气证，仲圣谓脉弦者生，涩者死。洄溪则云：弦则尚有可生之机，未必尽死，涩则断无不死者也。余所见滑大者，固下之，不必顾忌。亦有弦而兼涩，下之而愈者。若大汗淋漓者，可用白虎也。

《生气通天论》曰：因于暑，汗，烦则喘喝，静则多言。

吴鞠通曰：暑为火邪，与心同气。心受邪迫，汗出而烦。烦从火，从页。谓心气不安，而面若火铄也。喘喝者，火克金故喘。遏郁胸中清廓之气，故欲喝而伸之。其或邪不外张，而内藏于心则静。心主言，暑邪在心，虽静亦欲自言不休也。略参拙意。

《刺志论》曰：气盛身寒，得之伤寒。气虚身热，得之伤暑。

林观子曰：虽云身寒，实指身发热言也，要以意得之。雄按：虽发热而仍恶寒，不似伤暑之恶热，故曰身寒。

吴鞠通曰：此伤寒、暑之辨也。经语分明如此，奈何世人悉以治寒法治温暑哉？

雄按：不但寒伤形，暑伤气，截然分明，而寒为阴邪，虽有红炉暖阁，羔酒狐裘，而患火病者，不可谓寒是阳邪，寒必兼火也。暑为阳邪，虽有袭凉饮冷，夹杂阴寒之证，亦人事之兼伤，本天气之本然也。亦如水火之不相射。经云：天寒地冻，天暑地热。又云：阴阳之升降，寒暑彰其兆，理极明显。奈后贤道在迩而求诸远，遂不觉其立言之失，而用药之非也。

按：云得之者，推原受病之始，分清证因也。伤寒、伤暑，为《内经》两大纲，是从对待说。若春伤于风，夏生飧泄云云，则从四序说。喻氏于《内经》中又补伤燥，可见诸气感人皆能为病，先圣后贤，论极昭析。何今人治感，不论何证，但以伤寒药治之，而不知有温、暑、燥、湿之病，陋矣。

《热论篇》帝曰：热病已愈，时有所遗者何也？岐伯曰：诸病遗者，热甚而强食之，故有所遗也。若此者，皆病已衰而热有所藏，因其谷气相薄，两热相合，故有所遗也。帝曰：治遗奈何？岐伯曰：视其虚实，调其逆从，可使必已也。帝曰：病热当①何禁之？岐伯曰：病热少愈，食肉则复，多食则遗，此其禁也。

叶香岩曰：因食复、劳复、女劳复而发汗，必致亡阳而死。

章虚谷曰：此言病初愈，余热留藏于经络、血气中而未净，因食助气，则两热相合而复炽，故食肉病必复发。多食谷，则邪遗留，必淹缠难愈，故当戒口清淡，稀粥渐为调养也。

《论疾诊尺篇》曰：尺肤热甚，脉盛躁者，病温也。其脉盛而滑者，病且出也。

吴鞠通曰：《经》之辨温病，分明如是，何世人悉谓伤寒，而悉以伤寒足三阴经温法治之哉！张会卿作《类经》，割裂经文，蒙混成章，由未细心绅绎②也。尺肤热甚，火铄精也。脉盛躁，精被火煎沸也。脉盛而滑，邪机向外也。

此节以下，诊温病之法。

《平人气象论》曰：人一呼脉三动，一吸脉三动而躁，尺热曰病温，尺不热脉滑曰病风，脉涩曰痹。

吴鞠通曰：呼吸俱三动，是六、七至脉矣，而气象又急躁，若尺部肌肤热，则为病温。盖温病必伤金水二脏之津液。尺之脉属肾，尺之穴属肺也，此处肌肉热，故知为病温。其不热而

① 当：原作"常"，据《素问·热论篇》文改，形近致误。
② 绅（chōu，抽）绎：引出头绪，引伸为分析。

脉兼滑者，则为病风。风之伤人也，阳先受之，尺为阴，故不热也。如脉动躁而兼涩，是气有余而血不足，病则为痹矣。

《玉版论要》曰：病温，虚甚死。

吴鞠通曰：病温之人，精血虚甚，则无阴以胜温热，故死。

《热病篇》曰：热病三日，而气口静，人迎躁者，取之诸阳，五十九刺，以泻其热，而出其汗；实其阴，以补其不足者。

吴鞠通曰：人迎躁，邪在上焦，故取之诸阳，以泄其阳邪。阳气通，则汗随之。实其阴，以补其不足者。阳盛则阴衰，泻阳则阴得安其位，故曰实其阴。泻阳之有余，即所以补阴之不足，故曰补其不足也。雄按：用药之道亦如此。

又曰：实其阴以补其不足，此一句实治温热之吃紧大纲。盖热病未有不耗阴者，其耗之未尽则生，尽则阳无留恋，必脱而死也。真能体味斯言，思过半矣。雄按：耗之未尽者，尚有一线之生机可望。若耗尽而阴竭，如旱苗之根已枯矣，沛然下雨亦曷济耶？

汪按：叶氏必以保津液为要。细考经文，此条可知其理，奈何恣用升提温燥，重伤其津耶？

身热甚，阴阳皆静者，勿刺也。其可刺者，急取之，不汗出则泄。所谓勿刺者，有死征也。

吴鞠通曰：阳证阴脉，故曰勿刺。

热病七日八日。脉口动，喘而短[①]者，急刺之，汗且自出，浅刺手大指间。

吴鞠通曰：喘为肺气实，弦为风火鼓荡，故浅刺手大指间，以泄肺热。肺之热痹开，则汗出。大指间，肺之少商穴也。

热病七日八日。脉微小，病者溲血，口中干，一日半而死，

①　脉口动，喘而短者：原作"动喘而弦"，据人卫校释本《灵枢·热病》改。

脉代者一日死。

吴鞠通曰：邪气深入下焦，逼血从小便出，故溲血；肾精告竭，阴液不得上潮，故口中干；脉至微小，不惟阴精竭，阳气亦从而竭矣。死象自明。倘脉实者可治。

热病已得汗出，而脉尚躁，喘而复热，勿刺肤，喘甚者死。

吴鞠通曰：热不为汗衰，金受火克，喘而化源欲绝，故死。然间有可治者。

热病不知所痛，耳聋不能自收，口干，阳热甚，阴颇有寒者，热在骨髓，死，不可治①。

吴鞠通曰：不知所痛，正衰不与邪争也；耳聋，阴伤精欲脱也；不能自收，正气惫也；口干，热甚，阳邪独盛也；阴颇有寒，热邪深入阴分；外虽似寒，而热在骨髓也，故曰死不治。其有阴精未至涸竭者，间可侥幸得生。略参拙意。

热病。已得汗，而脉尚盛，此阴脉之极也，死。其得汗而脉静者，生。

吴鞠通曰：汗后脉躁，阴虚之极，故曰死。然虽不可刺，能以甘凉药，沃之得法，亦有得生者。

热病者，脉尚躁盛，而不得汗者，此阳脉之极也，死。脉盛躁，得汗静者，生。

吴鞠通曰：脉躁无汗，阳盛之极。阳盛而至于极，阴无容留之地，故亦曰死。虽然较前阴阳俱静有差，此证犹可大剂急急救阴，亦有活者。即已得汗，而阳脉躁甚，邪强正弱，正尚能与邪争。若留得一分津液，便有一分生理，贵在留之得法耳。至阴阳俱静，邪气深入下焦阴分，正无捍邪之意，直听邪之所

---

① 治：原作"活"，据人卫校释本《灵枢·热病》文改，形近致误。

为，不死何待？

热病不可刺者有九：一曰汗不出，大颧发赤，杨按：阴虚劳损，两颧必赤，可与此比类而观。哕者死。

雄按：汗不出，大颧赤，似属阳盛。哕者，呃忒也。肺胃之气不降杨按：此是实证，必颜赤，不仅两颧赤。则呃，呃而上逆也。治以轻清肃化之剂，病似可瘳，何以经文即断为不可刺之死候？殆谓热邪方炽，而肾阳欲匮，阳已无根，病深声哕之证欤？杨按：大颧属肾。发赤，是伏藏之阳上脱也。加以哕，则证与色合，顷刻而脱，故不治。则其哕必自下焦而升，病由冬不藏精所致。更察其脉，亦必与上焦阳盛之病有别也。

二曰泄而腹满甚者，死。

雄按：腹满者，当泄之。既泄而满甚，是邪尚踞而阴下脱，犹之乎热不为汗衰也，故死。又陈远公云：喘满、直视、谵语、下利，一齐同见者，不治。若有一证未见者，或可望生。宜用人参、麦冬、白芍各一两，石膏五钱，竹茹三钱，名挽脱汤，欲脱未脱时亟服之，庶几可挽。

三曰目不明，热不已者，死。

吴鞠通曰：目不明，精散而气脱也。经曰：精散视歧。又曰：气脱者，目不明。热犹未已，仍铄其精而伤其气，不死得乎？

汪按：此目不明，乃《难经》所谓"脱阴者目盲"也。阴竭而热犹不已，安得不死。

四曰老人婴儿，热而腹满者，死。

雄按：腹满者，宜泄之。老人、婴儿不任大泄，既不任泄，热无出路，老弱阴液不充之体，涸可立待，故曰死。

五曰汗不出，呕，下血者，死。

雄按：汗不出，热内逼，上干清道，以为呕；迫铄于营而下血。阴液两夺，是为死征。

六曰舌本^①**烂，热不已者，死。**

吴鞠通曰：阳邪深入，则一阴一阳之火结于血分，肾水不得上济，故舌本烂。热退犹可生，热仍不止，故曰死也。

汪按：此舌烂，乃由肾中虚阳，故断为死候。与肺胃热炽、大热、口舌糜腐者大异。

七曰咳而衄，汗不出，出不至足者，死。

吴鞠通曰：咳而衄，邪闭肺络，上行清道，汗出邪泄，可生。不然，则化源绝矣。

雄按：汗出不至足者，肺气不能下及，亦是化源欲绝之征也。

八曰髓热者，死。九曰热而痉者，死。腰折瘛疭，齿噤龄也。

吴鞠通曰：髓热者，邪入至深，至于肾部也。热而痉，邪入至深，至于肝部也。

此节历叙热病之死征，以禁人之刺，为刺则必死也。然刺固不可，亦有可药而愈者。盖刺法能泄能通，开热邪之闭结最速。至于益阴以存津，杨云：二语乃治温要领。实刺法之所短，而汤药之所长也。

汪按：统观死候九条，大抵由于阴竭者为多，吴氏语破的。

---

① 本：原脱，据人卫校释本《灵枢·热病》文补。

卷 二

仲景伏气温病篇

《伤寒论》师曰：伏气之病，以意候之。今月之内，欲有伏气。假令旧有伏气，当须脉之。若脉微弱者，当喉中痛似伤，非喉痹也。病人云：实咽中痛，虽尔，今复欲下利。

张路玉曰：冬月感寒，伏藏于经，至春当发，故曰以意候之。今月之内，言春分候也。若脉微弱者，其人真元素亏，必不发于阳，而发于阴。以少阴之脉，循喉咙，伏邪始发，热必上升，故必喉中痛似伤。肾司开阖，经之热邪不能外发，邪不能外发，势必内攻，其后下利也。

章虚谷曰：此条仲景教人辨冬伏寒邪，春发之温病，当以心意测候之也。如今月之内，欲有发伏气之病者，必无其气而有其病。病与时气不合，即知其病因旧有伏气而发。假令旧有伏气者，须审其脉，知其邪从何处而出也。若脉微弱，知其邪虽化热，未离少阴，循经脉而上灼。当喉中痛似伤者，却非外邪入内之喉痹，是内热欲出之喉痛也。何也？若春时外感风邪，脉浮而弦数，先见发热恶寒之外证。今脉微弱，则非外感而反喉痛，则确知为内发之伏热，是无其气而有其病也。伏热上行，不得外散，势必又从下走，故曰实咽中痛。虽尔，今复欲下利也。然亦有兼外感者，即审其脉证，皆可照此辨之也。观仲景标中风、伤寒、暑、热等病之脉，与《难经》同。惟《难经》言温病之脉，行在诸经，不知何经之动也，各随其经所在而取之。是言温病，初由伏邪，随气血流行在诸经中，及其邪之发也，不知从何经而动。既发之后，各随其邪所在之经而治之。其发无定处，故无一定之脉象可示也。今仲景又教人审脉，以辨邪发之经。如脉微弱，即知其邪未离少阴，必当有咽痛、下利等证，正与《难经》互相发明者也。故如下文之邪出三阳，热势大盛，其脉浮大，上关上，则是脉随证变，证随脉见。其发也，既无定处，则无定证，既无定证，则无定脉，故《难经》不标脉象也。由是观之，其与外感之邪而有定证定脉者，迥不同矣。故仲景与《难经》无异也。

少阴病，脉微细，但欲寐也。二三日，咽痛者，可与甘草汤 [1]。不差者，与桔梗汤 [2]。

张路玉曰：阴邪为病，其发必暴，所以伏气发于少阴，必咽痛，仲景遂以缓法治之。甘草味甘，其性最缓，因取以治少阴伏气发温之最急者。盖甘先入脾，脾缓则阴火之势亦缓。且生用力能泻火，故不兼别味，独用以取专功也。设不差，必是伏邪所发势盛，缓不足以济急，更加桔梗升载其邪，使发于阳分之阴邪，尽从阳分而散，不致仍复下陷，入于阴分也。倘治稍失宜，阴津为热邪所耗，即用祛热救阴之药，恐无及也。

叶香岩曰：春夏温热之病，必自内而及外。汪按：此专指伏气之病。

尤拙吾曰：少阴为阴，寒邪亦为阴，以阴遇阴，故得藏而不发。是以伤寒之邪，自太阳递入三阴。温病之邪，自少阴传出三阳。

章虚谷曰：风寒外闭少阴而咽痛者，仲景用半夏散，辛温开泄之法矣。此少阴伏热内发，循经上灼而咽痛，虽不合用辛温开泄，亦不可用凉药以遏其外出之势，故用甘草甘平和中，导邪外达。如不差，更加桔梗上通其气。杨云：据此则桔梗分两宜轻。盖火郁不得外出，故痛。通其气，使火外达，则痛自止矣。伤寒之邪，自表入里，故先太阳，而后至少阴。温病之邪，自里出表，故先少阴，而后出太阳。历来不辨源流，故各条次序亦紊，而伤寒、温病，搀混不清也。

按：伏气为病，皆自内而之外，不止春温一病。盖四时之气，皆有伏久而发者，不可不知也。

少阴病，下利，咽痛，胸满，心烦者，猪肤汤[3]主之。

张路玉曰：下利，咽痛，胸满，心烦，少阴之伏邪。虽发阴经，实为热证，邪热充斥上下中间，无所不到，寒下之药，不可用矣。又立猪肤汤，以润少阴之燥，与用黑驴皮之意颇同。阳微者，用附子温经。阴竭者，用猪肤润燥。同具散邪之意，比而观之，思过半矣。

少阴病，得之二三日以上，心中烦，不得卧，黄连阿胶汤[4]主之。

周禹载曰：伏邪未发，津液先已暗耗。今得之二三日以上，虽阴火不升，未见咽痛等证，而心烦不得卧，已知阴液消耗，故以芩、连祛热，胶、芍滋阴，两得之矣。

少阴病，下利六七日，咳而呕，渴，心烦不得眠者，猪苓汤[5]主之。杨云：此当兼有停饮，故方治如此。

章虚谷曰：此不咽痛，其邪由肺直走肠胃，而下利六七日不止，因而热从下陷，不得外透，故逆于肺则咳而呕，乘心则烦渴不得眠，以心肺皆通少阴之脉故也，主以猪苓汤。利小便而滋阴，滋其阴则热随利去；利其小便则泻止，而烦渴亦解矣。

少阴病，得之二三日，口燥咽干者，急下之，宜大承气汤[6]。

张路玉曰：伏气之发于少阴，其势最急，与伤寒之传经热证不同。得病才二三日，即口燥咽干，延至五六日始下，必枯槁难为矣。故宜急下，以救肾水之燔灼也。

按：少阴急下三证，一属传经热邪亢极，一属热邪转入胃腑，一属温热发自少阴，皆刻不容缓之证。故当急救欲绝之肾水，与阳明急下三法，同源异派。

章虚谷曰：上五条，皆邪不离少阴，其病之轻重变化、证之虚实不同有如此者，况又传于他经，而其变证殆无穷尽。观仲景随证设方，辨别施治，其义理精微，有难言喻矣。

太阳病，发热而渴，不恶寒者，为温病。

郭白云曰：冬伤于寒，至春发为温病。冬不伤寒，而春自感风温之气而病者，亦谓之温。雄按：自感温病，仲圣未论，详于叶氏，列第三卷。

王安道曰：温病如此，则知热病亦如此。是则不渴而恶寒者，非温热病矣。温热病而有恶风恶寒之证者，重有风寒新中也。

周禹载曰：温病由伏邪自内发出，一达于外，表里俱热，热势既壮，郁邪耗液，故发而即渴。其表本无邪郁，内方喜寒，故不恶寒。延至三五日间，或腹满，或下利者，即此证也。与伤寒之先表后里者大异，然独系太阳。以未显他经之证，明自少阴发出为表里也。

叶香岩曰：发热而渴者，温病。热邪自内达外，若误汗之，祸不可言。

沈尧封曰：此条虽不言脉，以后条参之，其尺部必浮也。

章虚谷曰：温病之发，而无定处。少阴之表为太阳，热邪从里出表，即有发热、头痛之太阳病也。不恶寒，其非外感之邪可知。渴者，热从内发之证也。仲景恐人错认为太阳伤风寒，故特标是伏热内发之温病也。其少阴温病反不标者，因伏气条内已申明，咽痛、下利，为少阴初发之温病也。

雄按：汪谢城孝廉云：吴氏《温病条辨·上焦篇》首引《伤寒论》云：太阳病，但恶热不恶寒，而渴者，名曰温病，桂枝汤主之。检《伤寒论》，却未见此数语。使此语真出仲景耶？亦当辨其简误。若系吴氏误记，尤不可不为之辨正。余谓非误记也。因喻氏尝云：仲景治温证，凡用表药，皆以桂枝汤，以示微发于不发之意。尤在泾《读书记》云：此喻氏之臆说，非仲景之旧章。鞠通自问跳出伤寒圈子，而不觉已入嘉言套中，又不甘为人下，遂肆改原文，捏为圣训，以窃附于宫墙，而不自知其诬圣误世之罪，亦可慨已！

汪按：鞠通发愤著书，力辟升散温燥之弊，功已不细，然可议处尚多。梦隐此书，去其瑕而存其瑜，乃鞠通之诤友也。

若发汗已。身灼热者，名曰风温。风温为病，脉阴阳俱浮，自汗出，身重，多眠睡，鼻息必鼾，语言难出。若被下者，小便不利，直视失溲；若被火者，微发黄色，剧则如惊痫，时瘈疭；若火熏之，一逆尚引日，再逆促命期。

张隐庵曰：名曰温者，积寒成热而发也，宜辛凉发散，杨云：此语误矣，非治此证之法。条内无"太阳病"三字，是无表邪也，何必辛凉发散。微汗出而解。若误用辛温之药，发汗已，身反灼然发热者，名曰风温。盖发汗则阴液外泄，风热之邪更甚，而身如烧灼也。脉阴阳俱浮者，风热之邪自里出表，故浮也。风热伤气，故汗出而身重多眠也。杨云：此证最易出汗，故条中有自汗之文，不必以辛温误散而然也。肺气通于鼻，而主皮毛，风热在表，而睡息必鼾也。夫心主言，肺主声，肺热受伤，故语言难出。此因风热过甚，而阴气消沮，故为病如是焉。若被妄下，则愈亡阴液于后，而小便不利于前矣。津液伤，则州都之官失守，不能约束而失溲矣。足太阳之脉，入目系而出项，津液内亡，则目系不能转而直视矣。若加以火攻，风火交炽，脾土转病，身必发黄。火攻之甚剧，则神志散越，如惊如痫，时瘈时疭矣。是以一逆尚可苟延时日，如再以火熏之，是再逆促命期矣。杨云：注家皆以此条承上文而来，故所注如此。其实上条乃温病提纲，此条并不与上条连贯也。汪按：杨评极精。然病名风温，而脉浮，参以辛凉未为过也。自汗固不必由于误表，然误表致成此候者亦有之。后文白虎加人参汤，石膏亦辛甘之味。

沈尧封曰：温热二病，古人往往互称，医者只须认定脉证，拟何方治，不必拘于名式。《难经》云：热病之脉，阴阳俱浮。本条云：风温为病，脉阴阳俱浮，两证脉相同也。三阳合病，但欲眠睡，身重难以转侧；本条身重多眠，两证病相似也。热病、合病，俱主以白虎汤 [7]。则此条虽无主治，似可从白虎汤拟法。

章虚谷曰：太阳外感之邪，若发汗已，必热退身凉矣。今热邪从少阴而发，既经外发，当清其热，乃误发其汗，反伤津气，助其邪势，故身更灼热。因而勾起其肝风，鼓荡其温邪，故名曰风温。其为病也，虚阳外浮，热邪漫溢，故脉阴阳俱浮。津液外泄，自汗不止，气乏神昏，则身重多眠睡。内风上鼓，而机窍窒塞，故鼻息必鼾，语言难出。其非外受风邪之证可见矣。若被下者，谓未经误汗，非谓汗后又下也。盖邪伏少阴，热灼水枯，咽干口燥，法当急下。此热已发出太阳，而少阴空虚，若下之伤阴，则小便不利而直视失溲，则气亦脱矣。如被汗下，而被火攻者，外火助内热，熏蒸而发黄，剧则火邪扰心如惊痫。肝风炽盛而瘛疭，皆败坏之象也。若止火熏之，一逆尚可引日苟延。若既汗又下，而再逆之，更促其命期也。

雄按：彼冬温、春温之先犯手太阴者，皆曰风温，乃吸受之温风也。此伏邪内发，误汗致逆者，亦曰风温，乃内动之虚风也。然风温在肺，只宜清解，若误以辛热之药汗之，亦有自汗多眠，鼻鼾难语之变。余治梁宜人一案可质也。案载续编。

淦按：鼻鼾，是肺肾相关，子母同病。自汗出，乃阴不内守，心液外越也，未必尽是少阴一经之证。

服桂枝汤，大汗出后，大烦渴不解，脉洪大者，白虎加人参汤[8]主之。

张路玉曰：此本温热病，误认风伤卫，服桂枝汤也。若风伤卫，服汤后必微汗而解矣。不知此本温热，误服桂枝汤，遂至脉洪大，大汗烦渴不解。若误用麻黄，必变如上条之危殆。盖桂枝治自外入之风邪，石膏治自内发之热邪，故白虎汤为热邪中暍之的方，专解内蒸之热，非治在经之热也。大汗伤津，故加人参以救液，则烦渴自解矣。

尤拙吾曰：温邪非发散可愈，即有表证，亦岂辛温可发。桂枝汤为伤寒表病而里和者设，温证邪从里发，而表且未病，误用桂枝，适足以助邪而耗液。盖伏寒化热，少阴之精已被劫夺，更用辛热，是绝其本而资之脱也。若曰少阴本寒标热，邪入其界，非温不散。然温病之发，寒已变热，其欲出之势，有不待引之而自出者。其不能出者，必皆阴精已涸者也，不然，宁有不出者耶？

雄按：先曾祖云：风寒为病，可以桂枝汤发汗而愈。若发汗而热反灼者，乃风温病。温即热之谓也，后人不为详玩，谓风温为汗后坏病，抑何固耶？夫病本热也，加以桂枝之辛热，故液为热迫而汗大出。液去则热愈灼，故大烦渴而脉洪大，连上条似论一证，主以白虎加人参，正《内经》：风淫热淫，治以甘寒之旨也。又《医林改错》谓：发热有汗之证，从未见桂枝汤治愈一人，是亦温病也。

太阳与少阳合病，自下利者，与黄芩汤［9］。若呕者，黄芩加半夏生姜汤［10］主之。

张路玉曰：黄芩汤，乃温病之主方。即桂枝汤，以黄芩易桂枝，而去生姜也。盖桂枝主在表风寒，黄芩主在里风热，不易之定法也。其生姜辛散，非温热所宜，故去之。温病始发，即当用黄芩汤去热为主。伤寒传至少阳，热邪渐次入里，方可用黄芩佐柴胡解之。此表里寒热之次第也。

周禹载曰：明言太少二阳，何不用二经药，非伤寒也。伤寒由表入里，此则自内发外。无表，何以知太少二阳？或胁满，或头痛，或口苦引饮，或不恶寒而即热，故不得谓之表也。如伤寒合病，皆表病也。今不但无表，且有下利里证，伤寒协热利，必自传经而入，不若此之即利也。温何以即利？外发未久，内郁已深，其人中气本虚，岂能一时尽泄于外，势必下走作利矣。

雄按：少阳胆木，挟火披猖，呕是上冲，利由下迫，何必中虚始利，饮聚而呕乎？半夏、生姜，专开饮结，如其热炽，宜易连、茹。杨云：此注精当，非前注所及。

三阳合病，脉浮大，上关上，但欲眠睡，目合则汗。

周禹载曰：温气发出，乃至三阳皆病，其邪热溷[1]实，不言可知，故其脉浮大也。意邪伏少阴时，则尺脉亦已大矣。今因由内发外，由下达上，而浮大见于关以上，故曰上关上也。邪虽上见阳位，少阴之源未靖，则欲眠，尚显本证。而目合则汗，即为盗汗，又显少阳本证。何以独见少阴？因母虚子亦虚，而少阴邪火与少阳相火同升燔灼也。所以稍异热病者，但目合则汗，不似热病之大汗不止也。然何以不言太阳、阳明二经证？以浮为太阳经脉，大为阳明经脉也。

雄按：御纂《医宗金鉴·正误篇》云：浮大上之"上"字，当是"弦"字，始合三阳合病之脉。至治法，缪仲淳拟用百合一两，麦冬五钱，知母、瓜蒌根、白芍药各二钱，鳖甲三钱，炙甘草一钱，竹叶五十片。

杨云：此条与"发汗已，身灼热之风温"正是一串。初起为此病，汗后则为风温证。徐亚枝云：杨侯尝语余曰：《伤寒论》当逐条分读，不必固求连缀次序。其意以洄溪《伤寒类方》"但当因证以论方，不必循经而论证"为直截了当。盖逐条分读，则其间脉络贯通处自见。若泥次序，求连缀，不免凿矣。及读此评，益服其读书另具只眼。

《金匮》曰：温疟者，其脉如平，身无寒但热，骨节疼烦，时呕。白虎加桂枝汤[89]主之。

尤拙吾曰：此与《内经》论疟文不同。《内经》言其因，此详其脉与证也。瘅疟、温疟，俱无寒但热。俱呕，而其因不同。瘅疟者，肺素有热，而加外感，为表寒里热之证。缘阴气内虚，不能与阳相争，故不作寒也。温疟者，邪气内藏少阴，至春夏而始发，为伏气外出之证。寒蓄久而变热，故亦不作寒也。脉

---

[1] 溷（hùn，混）：混杂。

如平者，病非外感，故脉如其平时也。骨节疼烦，时呕者，热从少阴出外，舍于肾之所合，而上并于阳明也。白虎甘寒除热，桂枝则因势而达之耳。

雄按：喻氏谓仲景论疟，既云弦数者多热矣，而复申一义曰：弦数者风发，风多热不已，必至于极热。极热则生风，风生则肝木侮土，而传其热于胃，坐耗津液。此非可徒求之药，须以饮食消息，止其炽热，即梨汁、蔗浆，生津止渴之属，正《内经》"风淫于内，治以甘寒"之旨也。

仲景伏气热病篇

《伤寒论》曰：阳明病[①]，脉浮而紧，咽燥，口苦，腹满而喘，发热汗出，不恶寒反恶热，身重。若发汗则躁，心愦愦，反谵语，若加温[②]针，必怵惕，烦躁不得眠；若下之，则胃中空虚，客气动膈，心下懊憹，舌上胎者，栀子豉汤［11］主之。若渴欲饮水，口干舌燥者，白虎加人参汤［8］主之。若脉浮，发热，渴欲饮水，小便不利者，猪苓汤［5］主之。

周禹载曰：浮紧，伤寒脉也。何以为热病？以其发于夏，不恶寒反恶热也。又何以独言阳明？以夏时湿热上蒸，邪从胃发，且腹满而喘，种种皆阳明证也。然咽燥非少阴证耶？不知阳明为从出之途，少阴其伏藏之地也。夫既阳明热病，曷又为脉反浮紧？正以夏时肌腠本开，人本多汗，风邪袭入，致腠理

---

① 病：原脱，据人卫本《伤寒论》补。

② 温：原作"烧"，据人卫本《伤寒论》改。按，温针亦称作烧针。

反闭而无汗。故夏之风脉，每似冬之寒脉也。今云汗出而脉亦浮紧者，正因浮甚有力，热邪盛而致也。若不知者，以辛热汗之，耗其精液，必至躁妄昏昧。火劫温针，燥其阴血，必至惊扰无寐。下之必亡其阴，必至胃虚邪陷，心中懊恼。此皆误治，将何以救之乎，观舌上苔滑者，则外邪尚在，以栀子解热，香豉祛邪，是为合法。若渴饮浆水，口干舌燥，知其外邪亦入，总以白虎汤为治。加人参者，以误治而津液大伤也。设使紧脉去而浮在，发热饮水，小便不利，则其浮为虚，而热已入膀胱。入膀胱者，曷不饮以四苓，而主以猪苓耶？伤寒之小便不利，结于气分；热病之小便不利，由于血分者。因邪郁既深，耗液日久，故必以阿胶补虚，滑石祛热，而无取乎白术也。

沈尧封曰：未经误治之时，本是白虎汤主治。

阳明病，汗出多而渴者，不可与猪苓汤。以汗多胃中燥，猪苓汤复利其小便故也。

周禹载曰：渴而小便不利，本当用猪苓汤，然汗多在所禁也。此与"伤寒入腑，不令溲数"同意。盖邪出阳明，已劫其津，汗出复多，更耗其液，津液曾几，更可下夺耶！当以白虎加人参去其热，则小便之不利者，津回而自利矣。

沈尧封曰：谷食在胃，全赖津液充足，方能滑润达下。若津液一枯，谷食即燥结难下。故阳明非燥不病，而燥者五气之一。而五气中，风与热亦能致燥。《易》曰：燥万物者，莫乎火。又曰：风自火出。此三气，皆因乎天者。若人之致燥有二，汗与小便是也。苟过多，则亦未有不燥者矣。

三阳合病，腹满身重，难以转侧，口不仁而面垢，谵语，遗溺。发汗则谵语，下之则额上生汗，手足逆冷。若自汗出者，白虎汤 [7] 主之。雄按："发汗则谵语"下，似脱一"甚"字。

马元仪曰：此证发汗，则偏于阳，而津液伤。攻下则偏于阴，而真气损。惟有白虎一法，主解热而不碍表里。但三阳病，脉当浮大，而亦有微弱不起者，以邪热抑遏，不得外达。待清其壅，则脉自起，勿谓阳衰。故脉微也。雄按：更不可误以为阳证见阴脉。

章虚谷曰：此条邪热更重，弥漫三阳，而致腹满身重，难以转侧。口不仁者，不知味也，由胃中浊壅熏蒸，故又面垢也。热甚神昏，则谵语遗溺。若未经误治而自汗出者，主以白虎汤。

雄按：仲淳云：宜加百合。此倒装文法。谓非误发其汗之汗，故名自汗出。

雄按：尤在泾注云：若自汗出句，顶腹满身重四句来。若误发其汗，而致谵语。雄按：白虎加人参汤［8］或可救也。或下之，额上生汗者，是绝汗也，手足逆冷，阳气将亡，即所谓再逆促命期，非白虎所可治也。

仲景外感热病篇

太阳中热者，暍是也。其人汗出，恶寒，身热而渴也。

王安道曰：暑热者，夏之令也，大行于天地之间。人受伤而为病，名曰中暑，亦曰中热，一也。叶香岩曰：热地如炉，伤人最速。

赵以德曰：汗出恶寒，身热而不渴者，中风也。渴者，中暍也。

周禹载曰：冬月有寒，则能伤人，名中寒。夏月有热，亦能伤人，名中热。此是外来之热，故曰中。非即伏寒发出，夏必病热之热也。然而同用白虎者，总以所伤在气，则所主在金，所病在热。生金者土，金生者水。金病则我母我子俱病，故与伏气之在少阴，发出之由阳明者无异。要皆并主一汤，全不因冬月之伏与夏月之中为二义也。又全不以伏气之渴与今病之渴为稍异也。呜呼！圣人于此，有意立方，无心表异。以千古之前，自有此理，万世之下，自有此悟也。雄按：古人但以寒为肃杀之气，而于暑热甚略，是阙文也。

徐洄溪曰：凡汗出多之病，无不恶寒者。以其恶寒汗出，而误认为寒，妄用热剂，则立危矣。

何报之曰：汗大泄不止，亡阳。且令肾水竭绝，津液内枯，是谓亡阴。急当滋水之上源。三伏之义，为金受囚也。金遇丙丁，失其清肃，而壬水绝于巳，癸水绝于午，西北之寒清绝矣。前人有谓夏月宜补者，乃补天元之真气，非补热火也，令人夏食寒是也。

沈尧封曰：此是热病证据。《素问》在天为热，在地为火。热者，火之气也，故热乃五气之一，而热病即伤寒有五之一。《伤寒论》以《难经》"热"字，恐与下文"温"字相混，故特指出曰"暍"是也。感烈日之气而病，即《素问》寒、暑、燥、湿、风之暑病。或曰暍是阳邪，暑是阴邪。土润溽暑，热兼湿言也，似与暍有异。曰：寒往则暑来，与寒对待，非专言热而何？古人称暑、暍、热，一也。若湿热并至之病，《难经》名曰湿温，不名暑。迨至隋唐后，皆指湿热为暑。于是真暑之名失，而暍之名，更不知为何病矣。雄按：《北齐书·后主纪》：六月游南苑，从官暍死者六十人。《千金须知》云：热死曰暍，是唐时尚知暑、暍之为热也。

雄按：《内经》云：在天为热，在地为火，其性为暑。又云：

岁火太过，炎暑流行。盖暑为日气，其字从日。曰炎暑，曰酷暑，皆指烈日之气而言也。夏至后，有小暑、大暑。冬至后，有小寒、大寒。是暑即热也，寒即冷也。暑为阳气，寒为阴气，乃天地间显然易知之事，并无深微难测之理。而从来歧说偏多，岂不可笑。更有调停其说者，强分动得、静得为阴阳。夫动静惟人，岂能使天上之暑气随人而判别乎。况《内经》有阴居避暑之文，武王有樾荫暍人之事，仲景以白虎汤为热病主方。同条共贯、理益彰彰，何后贤之不察，而好为聚讼以紊道，深文以晦道耶？若谓暑必兼湿，则亢旱之年，湿难必得。况兼湿者，何独暑哉。盖湿无定位，分旺四季，风湿寒湿，无不可兼。惟夏季之土为独盛，故热湿多于寒湿。然暑字从日，日为天气；湿字从土，土为地气。霄壤不同，虽可合而为病，究不可谓暑中原有湿也。

伤寒，脉浮滑，此表有热，里有寒，白虎汤 [7] 主之。

王三阳曰：经文"寒"字，当作"邪"字解，亦热也。

方中行曰：世本作"表有热，里有寒"，必系传写之误。夫白虎本为治热病、暑病之药，其性大寒，安得里有寒者可服之理。详本文脉浮滑，不但无紧，且复多滑，乃阳气甚而郁蒸，此里有热也。里热甚，必格寒于外，多厥逆身凉，而为亢害之证，此表有寒也。《厥阴篇》中，脉滑而厥者，里有热也，白虎汤主之。则知此"表里"二字，为错误可知，当为上下更易。

魏念庭曰：此"里"，尚为经络之里，非脏腑之里也。

沈尧封曰：里有寒之"寒"字，乃"喝"字之误。如果里有寒，何以反用石膏、知母乎？表有热，即身热也。上节止言病名，不言脉证；此节详言脉证，出方主治，两节本是相承。叔和校订时，此节幸有"寒"字之误，不被摘出。若见"喝"字，早已摘置别论中矣。程郊倩云：暍病脉不浮，不思《伤寒论》之暍，即《难经》之热病也。《难经》云：热病之脉，阴阳俱浮，浮之而滑，沉之散涩，此是紧要处，岂可模糊读过。本条脉浮滑，与《难经》热病脉合，则白虎的是热病主方，而"寒"字的是"暍"字之误。

雄按：杨素园大令云：此条"寒"字，诸家所辩，未能妥帖。徐君亚枝谓当作"痰"字解，于义较协。余谓徐君此解，可称千古只眼。夫本论无"痰"字，如湿家胸中有寒之"寒"字，亦作"痰"字解。盖痰本作"淡"，会意，二火搏水成痰也。彼湿家火微湿盛，虽渴而不能饮，是为湿痰。此暍病火盛铄液，脉既滑矣，主以白虎汤，则渴欲饮水，可知是为热痰。凡痰因火动，脉至滑实，而口渴欲饮者，即可以白虎治之，况暍家乎。

汪按：《灵》《素》两经，亦但曰水、曰寒，无一痰字。

伤寒，脉滑而厥者，里有热也，白虎汤[7]主之。

张路玉曰：滑，阳脉也，故其厥为阳厥。里热郁炽，所以其外反恶寒。厥逆，往往有唇面爪甲俱青者，故宜白虎，以清里而除热也。

伤寒，无大热，口燥渴，心烦，背微恶寒者，白虎加人参汤[8]主之。

张兼善曰：白虎专治大烦、大渴、大燥、大热之证，惟恐表证未罢，而早用之。若背微恶寒及时时恶风二条，因其中烦、渴、燥、热已甚，非白虎不能遏也。

沈尧封曰：背为阳，背微恶寒者，阳虚证也。但阳有不同，真水真火，是肾中之阴阳也。气血，是营卫之阴阳也。此条口燥渴，心烦，则暍热内炽，仍是白虎证。惟暍热伤其卫气，致背微恶寒，故加人参，补其卫也。至若少阴病，口中和，其背恶寒者，则卫阳与肾阳并伤，故人参与附子并用，以两补之也。

雄按：吴鹤皋云：背微恶寒者，但觉微寒而不甚也。既有燥渴，则白虎加参，用可无疑。若背恶寒，而不燥渴者，不可用也。余谓以下条参之，必有汗，故可用也。

伤寒，脉浮，发热无汗，其表不解者，不可与白虎汤。渴欲饮水，无表证者，白虎加人参汤[8]主之。

沈尧封曰：此承上文，言烦渴，背恶寒，固当用白虎加人参汤。但亦有中暍，而外复伤风寒，亦能令恶寒，发热，脉浮，更当于有汗、无汗上辨表证解不解，以定此方之可用不可用耳。

伤寒病，若吐下后，七八日不解。热结在里，表里俱热，时时恶风，大渴，舌上干燥而烦，欲饮水数升者，白虎加人参汤[8]主之。

张路玉曰：详此条表证比前较重，何以亦用白虎加参耶？本文"热结在里，表里俱热"二句，已自酌量。惟热结在里，所以表热不除，邪火内伏，所以恶风，大渴舌燥而烦，欲饮水不止，安得不以生津解热为急耶。

雄按：御纂《医宗金鉴·正误篇》，"时时恶风"，作"时汗恶风"，当遵之。又沈亮宸云：舌干且燥，谓视之无液也。然则温热之审舌苔，以察津液，仲师已逗其倪矣。

太阳中暍者，身热疼重，而脉微弱。此以夏月伤冷水，水行皮中所致也，一物瓜蒂汤[12]主之。

皇甫士安曰：脉盛身寒，得之伤寒；脉虚身热，得之伤暑。盖寒伤形而不伤气，所以脉盛。热伤气而不伤形，所以脉虚。

雄按：所云身寒者，虽发热而仍恶寒，不似暑热病之喜凉恶热也。

朱奉议曰：夏月发热恶寒，头痛，身体肢节痛重，其脉洪盛者，热病也。夏月自汗，恶寒，身热而渴，其脉微弱者，中暑也。雄按：此注之热病，乃夏至后所发之伏邪也，《内经》亦谓之暑病。中暑者，夏月外感之热病，亦曰中暍。病有内外之殊，脉有洪微之别。是微弱本暍脉，惟身重为湿候。后条虽亦身重，而口开齿燥，暑热内炽已极，似宜急与甘寒救液也。

方中行曰：夏日则饮水，人之常事，而曰伤何哉？良由暑迫，饮之过多，或得之冷水澡洗，暑反入内也。

张路玉曰：此条言因热伤冷之病，乃中暍之变证。喻氏谓无形之热，伤其肺金，则用白虎加人参汤以救之；有形之湿伤于肺金，则用瓜蒂汤救之，各有所主也。

太阳中暍者，发热恶寒，身重而疼痛，其脉弦细芤迟。小便已洒洒然毛耸，手足逆冷，小有劳身即热，口开，前板齿燥。若发汗，则恶寒甚；加温针，则发热甚；数下之，则淋甚。

成聊摄曰：病有在表者，有在里者，有表里俱病者，此则表里俱病者也。发热恶寒，身重疼痛者，表中暍也。脉弦细芤迟者，中暑脉虚也。小便已洒洒然毛耸，手足逆冷者，太阳经气不足也。小有劳，身即热者，谓劳动其阳而暍即发也。口开、前板齿燥者，里有热也。雄按：即此一端，可见其为热炽津枯之候。虽身重恶寒，岂可再投清暑益气汤、五苓散、藿香正气丸等辛温燥烈，以重劫其阴液乎？东垣、虚谷之言，贻误后人不浅。《内经》云：因于暑，汗，烦则喘喝。口开，谓喘喝也；以喘喝不止，故前板齿燥。若发汗以去表邪，则阳气外虚，故恶寒甚。若以温针助阳，则火热内攻，故发热甚。若下之，以除里热，则内虚而膀胱燥，故淋甚。雄按：观此治法之三禁，则仲景虽未立方，而甘凉撤热存津之当用，已可不言而喻矣。赵氏、方氏，主用白虎加人参汤，殆从三阳合病比例而出，似亦近理。

沈尧封曰：此言精气素亏，而中暍者。

伤寒，脉结代，心动悸者，灸甘草汤［13］主之。一名复脉汤。脉按之来而缓，时一止复来者，名曰结。又脉来动而中止，更来小数，中有还者反动，名曰结阴也。脉来动而中止，不能自还，因而复动者，名曰代阴也，得此脉者必难治。

方中行曰：脉结代而心动悸者，虚多实少。譬如寇欲退散，主弱不能遣发，而反自徨也。复脉乃核实义之名。然则是汤也，必欲使虚者加进，而驯至于实，则实者自退散，而还复于元之义也。

喻嘉言曰：脉者，气血之先。仲景于津液内亡之脉，名之曰结阴、代阴，又名无阳，原有至理，何可不知。聊为四言俚句，以明其义：胃藏津液，水谷之海，内充脏腑，外灌形骸。津多脉盛，津少脉衰，津结病至，津竭祸来。脉见微弱，宜先建中。汗则津越，下则津空。津耗脉细，不可妄攻。小便渐减，大便自通。阳明内实，急下救焚，少缓须臾，津液无存。阳明似实，稍用调承，驱热存津，此法若神。肾中真阳，阴精所载；胃中真阳，津液所胎。阴枯津盛，冽泉可溉；阴精衰薄，瓶罄罍[1]哀。何谓结阴？无阳脉阖。何谓代阴？无阳脉夺。经揭无阳，津液欲竭，较彼亡阳，天地悬阔。

沈尧封曰：此论精气素亏而感微邪之治。前节有脉证而无方治，此未必即是前节主方。然观方中药，又宁必不可以治前证。

脉浮而芤，浮为阳，芤为阴，浮芤相搏，胃气生热，其阳则绝。

方中行曰：浮为气上行，故曰阳。芤为血内损，故曰阴。

---

① 罍（léi，雷）：盛酒器。

胃中生热者，阴不足以和阳，津液干而成枯燥也。雄按：沈氏云：浮为邪，芤为阴血虚，以余论之，凡见浮芤相搏之脉，多是暑热伤津。

沈尧封曰：卫气为阳，人之所知也。津液为阳，人之所未知也。经云：上焦出气，宣五谷味，熏肤，充身泽毛，若雾露之溉，是谓气。卫气即津液也。故在外之津液少，则曰无阳，不能作汗。在内亡津液，则曰阳绝于里。要之言阳也，即言卫气也，即言津液也。

仲景湿温篇

太阳病，关节疼痛而烦，脉沉而细者，此名湿痹。其候小便不利，大便反快，但当利其小便。

沈尧封曰：《伤寒论》原序云：撰用《素》、《难》，当即以《素》、《难》释之。《难经》伤寒有五，即《素问》寒、暑、燥、湿、风之五气为病也。故仲景于太阳论中，五证并列，挨次剖析。此论湿痹，即《难经》之湿温证也。《素问》：在天为湿，在地为土。湿乃土之气也，故湿为五气之一，湿温乃伤寒有五之一。编《伤寒》者，以湿暍为非伤寒，置之别论。然则中风亦非伤寒，何以独存卷首耶？《难经》云：湿温之脉，阳濡而弱，阴小而急，与此稍异。

又曰：伤寒既以头痛、胃实等项分六经；即以汗字判风寒；渴字认燥热；小便不利认湿气。纵横辨别，邪无遁形矣。读者当于此等著实处留心。

湿家之为病，一身尽疼，发热，身色如熏黄。

倪冲之《伤寒汇言》：此湿家为病之总纲也。《金铟》盖体气素以湿为事者，是为湿家。《条辨》其痛与痹痛不同。湿在关节而疼，故曰痹。今一身尽疼而表有热，故聊摄称曰：在经熏黄与橘子黄同是湿热，彼从热胜者黄而明，此以湿胜者黄而晦，宜茵陈五苓散主之。海藏以熏黄为阴黄。盖既湿胜，则次传寒中，小便自利者有之。雄按：此由但清其热，不治其湿，故次传寒中。术附汤主之。《折衷》。

沈尧封曰：丹溪云：如造曲然，湿热郁久，则发黄也。

雄按：湿热发黄，名曰黄疸，皆是暴病，故仲景以十八日为期。其余所因甚多，有谷疸、酒疸、女劳疸、黄汗及冷汗。便溏气虚之阴黄，身面浮肿，睛白，能餐；劳倦之弱黄，神志不足；猝受恐吓，胆气外泄之惊黄；肝木横肆，脾胃伤残，土败而色外越之萎黄，皆与暴病不同，不可概目为湿热病矣。

湿家，其人但头汗出，背强，欲得被覆向火。若下之早则哕。胸满，小便不利，舌上如苔者，以丹田有热，胸中有寒。渴欲得水而不能饮，则口燥烦也。

尤在泾曰：寒湿居表，阳气不得外通，而但上越为头汗出，为背强，欲得被覆向火，是宜用温药以通阳，不可与攻法以逐湿。乃反下之，则阳更被抑，而哕乃作矣。或上焦之阳不布而胸中满，或下焦之阳不化而小便不利，随其所伤之处而为病也。舌上如苔者，本非胃热，而舌上津液燥聚如苔之状，实非苔也。盖下后，阳气反陷于下，而寒湿仍聚于上，于是丹田有热，而渴欲得水，胸中有寒，而复不能饮，则口舌燥烦，而津液乃聚耳。

雄按：胸中有寒之"寒"字，当作"痰"字解。胸中有痰，故舌上如苔；其津液为痰所阻，故口燥烦；而痰饮乃水之凝结，故虽渴而不能饮也。杨云：此注极明确。凡《伤寒论》言"胸中有寒者"，俱作痰解。

湿家，下之，额上汗出，微喘，小便利者，死。若下利不止者，亦死。

尤在泾曰：湿病在表者，宜汗出。里者，宜利小便。苟非湿热蕴积成实，未可遽用下法。杨云：湿证不可妄下。额汗出微喘，阳已离而上行，小便利，不利不止，阴复决而下走，阴阳离决故死。一作小便不利者死，谓阳上浮而阴不下济也，亦通。

雄按：张石顽云：自此而推之，虽额汗出微喘，若大小便不利者，是阴气未脱，而阳之根犹在也。下虽大小便利，若额上无汗不喘，是阳气不越，而阴之根犹在也。则非离决，可以随其虚实而救之。至于下利不止，虽无头汗喘逆，阳气上脱之候，亦死。亦有下利不止，小便反闭，而额上汗出者，谓之关。经云：关格不通，头无汗者，可活；有汗者，死。

问曰：**风湿相搏，一身尽疼痛，法当汗出而解。值天阴雨不止，医云此可发汗，汗之病不愈者，何也？答曰：发其汗，汗大出者，但风气去，湿气在，是故不愈也。若治风湿者，发其汗，但微微似欲汗出者，风湿俱去也。**汪按：古人即表汗，亦须有节度如此。奈何近人必令其汗，又欲令其多耶？此与《伤寒论》桂枝汤下语，亦可互参。

倪冲之《伤寒汇言》：湿家不惟不可误下，亦不可误汗。惟风湿相搏一证。郊倩。风从前来，湿伤卑下，两至搏击，一身尽为疼痛。子繇。此是微挟表邪，法当汗出，而病方解。郊倩。然时值淫雨，隐庵。不免湿气盛行。纯一。医云此可发汗。若发大汗，而病不愈，不惟风湿之邪不解，而且伤真气矣。郊倩。况风之乘罅也速，湿之侵人也渐。子繇。然风在外，而湿在内，且大汗出而渍衣被，汗转为湿，风气虽去，而湿气仍隐伏而存留，是故不愈也。纯一。使之微微似欲汗出，则正气宣发，充身泽毛，若雾露之灌溉，与病相应。斯正气行而邪气却，营卫和而风湿并解矣。忠可。

章虚谷曰：治风湿者，必通其阳气，调其营卫，和其经络，使阴阳表里之气周流，则其内湿随三焦气化，由小便而去，表湿随营卫流行，化微汗而解。阴湿之邪既解，风邪未有不去者。若大发其汗，阳气奔腾，风为阳邪，随气而泄，湿邪阻滞，故反遗留而病不愈也。此治风湿与治风寒不同者。虽寒湿同为阴邪，而寒清湿浊，清者易散，浊者黏滞，故汗法大有区别也。

湿家病，身疼发热，面黄而喘，头痛①**，鼻塞而烦，其脉大，自能饮食，腹中和无病。病在头中寒湿，故鼻塞，内药鼻中则愈。**

章虚谷曰：此所谓雾露清邪中于上也。三阳经脉，上头而行于身表。头中寒湿，则表气不宣，故身疼发热。肺开窍于鼻，而行气于皮毛。邪从鼻入，湿遏其阳而上蒸，则面黄。气闭则喘，气壅则头痛鼻塞而烦，皆肺气窒塞，不得下降，故脉反大。其与湿中于下，而在阴之脉沉细者，迥不同也。肺通喉，胃通咽，邪在肺，不在胃，故自能饮食，腹中和无病。止头中寒湿，故鼻塞。当用辛香苦泄之药纳鼻中，如近世之痧药，雄按：鼻烟亦可用。古人惟用瓜蒂散[14]。使肺气通达，其湿邪化水，从鼻中出则愈。江按：瓜蒂末嗅，则水从鼻出，若汤饮则吐。

伤寒，瘀热在里，身必发黄，麻黄连翘赤小豆汤[15]

---

① 身疼发热，面黄而喘，头痛：原作"身疼痛，发热，面黄而喘，头晕"，据人卫本《金匮要略》文改。

主之。

　　章虚谷曰：表邪未解，湿热内瘀，身必发黄。故以麻黄解表；连翘、赤豆等味，利肺气以清湿热。其邪在经络，故从表解也。

　　雄按：余治夏月湿热发黄，而表有风寒者，本方以香薷易麻黄辄效。杨云：夏月用香薷，与冬月用麻黄，其理正同。

　　伤寒，身黄发热者，栀子柏皮汤[16]主之。

　　尤在泾曰：此热瘀而未实之证。热瘀，故身黄；热未实，故发热而腹不满。栀子彻热于上，柏皮清热于下，而中未及实，故须甘草以和之耳。

　　沈尧封曰：栀柏汤，清热利小便，治湿热之主方也。程扶生以麻连小豆汤为湿热主方，不思麻连小豆汤发汗之方，惟外兼风寒者宜之。栀柏汤，利小便之方也。杨云：分析极清。若以麻连小豆汤为主方，不惟栀柏汤无着落，即论内"但当利小便"句，亦无着落。

　　伤寒七八日，身黄如橘子色，小便不利，腹微满者，茵陈蒿汤[17]主之。

　　尤在泾曰：此则热结在里之证也。身黄如橘子色者，色黄而明，为热黄也。若阴黄，则色黄而晦矣。热结在里，为小便不利，腹满，故宜茵陈蒿汤，下热通瘀为主也。

　　阳明病，发热汗出者，此为热越，不能发黄也。但头汗出，身无汗，剂颈而还，小便不利，渴饮水浆者，此为瘀热在里，身必发黄，茵陈蒿汤[17]主之。

　　尤在泾曰：热越，热随汗而外越也。热越则邪不蓄而散，安能发黄哉？若但头汗出，而身无汗，剂颈而还，则热不得外达；小便不利，则热不得下泄；而又渴饮水浆，则其热之蓄于内者方炽，而湿之引于外者无已。湿与热合，瘀郁不解，则必蒸发为黄矣。茵陈蒿汤，苦寒通泄，使病从小便出也。

阳明病，面合赤色，不可攻之，攻之必发热色黄，小便不利也。

沈尧封曰：此是寒邪外束之湿温证也，麻连小豆汤是其主方。除却恶寒，即是栀柏证。更加腹微满，即是茵陈蒿证。

章虚谷曰：上明发黄之证，此又明致黄之由也。面赤者，热郁在经，当以汗解。若攻之，伤其腑气，则在经之热，反从内走，与水谷之气郁蒸发黄，三焦闭塞，而小便不利也。

阳明病，无汗，小便不利，心中懊侬者，身必发黄。

章虚谷曰：虽未误下而无汗，小便不利，其邪热闭结，心中懊侬，与胃中水液郁蒸，而身必发黄也。

阳明病，被火，额上微汗出，小便不利者，必发黄。

喻嘉言曰：湿停热郁而误火之，则热邪愈炽，津液上奔，额虽微汗，而周身之汗与小便愈不可得矣。发黄之变，安能免乎?

仲景疫病篇 山阴陈坤载安注

寸口脉阴阳俱紧者，法当清邪中于上焦，浊邪中于下焦。清邪中上，名曰洁也；浊邪中下，名曰浑也。阴中于邪，必内栗也；表气微虚，里气不守，故使邪中于阴也。阳中于邪，必发热头痛，项强颈挛，腰痛胫酸，所谓阳中雾露之气。故曰清邪中上，浊邪中下。阴气为栗，足膝逆冷，便溺妄出。表气微虚，里气微急，三焦相溷，内外不通，上焦怫郁，藏气相熏，口烂食龈也。中焦不治，胃气上冲，脾气不转，胃中为浊，营卫不通，血凝不流。若卫气前通者，小便亦黄，与热相搏，因热作使。游于经络，出入脏腑，热气所过，则为痈脓。若阴气前通者，阳气厥微，阴无所使。客气入内，嚘而出之，声嗢①咽塞。寒厥相逐，为热所拥，血凝自下，状如豚肝。阴阳俱厥，脾气孤弱，五液注下，下焦不阖，清便下重，令便数难，脐筑湫②痛，命将难全。

此一节言受疫之源。疫者，即寒、暑、燥、湿、风夹杂而成，清浊不分，三焦相溷。其曰中上、中下者，是就邪之清浊而言。曰阴中、阳中者，亦即邪之中上、中下而言。扼要全在中焦得治为主。中焦者，脾胃是也。脾胃之气有权，若卫气前通者，邪可从经而汗解；若营气前通者，邪可从腑而下解。倘脾胃之气不足，邪必内陷伤脏，五液注下，便难脐痛，命将难全矣。为痈脓，下豚肝，指其重者而言，未必定当如是也。所以疫证最怕邪伏募原，内壅不溃为难治。

伤寒脉阴阳俱紧，恶寒发热，则脉欲厥。厥者，脉初来大，渐渐小，更来渐渐大，是其候也。杨云：疫病，乃秽邪弥漫，其脉恒模糊不清。此所云渐渐大，渐渐小，正其候也。**如此者恶寒；甚者，翕翕汗出，喉中痛；热多者，目赤脉多，睛不慧。**杨云：凡疫证，目睛必不了了。**医复发之，咽中则伤。若复下之，则两目闭。寒多者，便清谷；热多者，便脓血。若熏之，则身发黄；若熨之，则咽燥。若小便利者，可救之；小便难者，为危殆。**

此节言疫邪初起之证与脉也。阴阳俱紧，恶寒发热，与伤

---

① 嗢（wǎ，瓦）：咽，指音哑。

② 湫（jiū，纠）：清冷。

寒同。而渐小渐大之厥脉，是疫之所异也。因邪气深伏，正气不得宣通，所以先必恶寒而甚，则又形热汗出，喉痛目赤也。若因恶寒而发汗，则助热上蒸而咽伤。若因内热而下之，则阳气内陷而目闭。阴邪多则便清谷，阳邪多则便脓血。熏之，则湿热郁蒸而身黄；熨之，则热燥津液而咽燥。总因邪伏募原，故汗下熏熨皆误也。其可救与不救，当于小便利不利验之也。

杨云：温病小便利，则阴气未竭。疫证小便利，则脐气尚通，邪有出路，故俱可治。

伤寒，发热头痛，微汗出。发汗则不识人；熏之则喘，不得小便，心腹满；下之则短气，小便难，头痛背强；加温针则衄。

此节言清邪之中上者，故阳分之证居多。清邪中上，直入募原也。其发热、头痛、微汗，为邪热熏蒸，非在表也，故发汗则热盛而神昏，杨云：汗为心液，过汗则心虚，而邪蔽清阳。熏之则热壅而作喘，杨云：熏之则以热益热，而伤水之上源。不得小便，心腹满者，气不通也，亦非在里。短气，小便难，头痛背强者，下伤津液也。衄者，温针伤络也。杨云：邪热入营，故衄。治当先达募原，不致此变。

伤寒，发热，口中勃勃气出，头痛目黄，衄不可制。贪水者必呕，杨云：水积而不运。故呕。**恶水者厥。**杨云：热盛而无制，故厥。**若下之，咽中生疮。**杨云：热遗于上，故生疮。**假令手足温者，必下重，便脓血。**杨云：四末属脾，温则热邪充斥脾胃，故下脓血。**头痛目黄者，若下则两目闭。**杨云：温邪非荡涤所能驱，而反虚其正，故目闭。**贪水者，脉必厥，其声嘤，咽喉塞。**杨云：亦水积泛溢之象。**若发汗，则战栗，阴阳俱虚。**杨云：邪在里，不在表，汗之则徒虚其表。**恶水者，若下之，则里冷不嗜食，大便完谷出。**杨云：

恶水，则湿盛热微。下之，则伤其中气。**若发汗，则口中伤，舌上白苔，**杨云：津液外竭，则秽邪上蒸。**烦躁，脉数实，**杨云：热盛于内。**不大便六七日，后必便血。若发汗，则小便自利也。**杨云：太阳膀胱主津液，汗之则正虚，而不能约束。

此节言浊邪之中下者，故阴分之证居多。浊邪中下者，非下受也，仍从募原分布，谓阴邪归阴也。邪并于阴，则阴实阳虚，故有勃勃气出，头痛目黄，衄不可制，贪水，咽疮，下重便脓血诸证，此阴实也。其目闭，脉厥，声嘤咽塞，战栗不嗜食，大便完谷，小便自利者，此阳虚也。实为真实，虚为假虚，故非偏阴偏阳可治。

病人无表里证，发热七八日，虽脉浮数者，可下之。假令已下，脉数不解，合热则消谷善饥。至六七日不大便者，有瘀血也，宜抵当汤 [18]。**若脉数不解，而下利不止，必协热而便脓血也。**

此疫邪之分传者。病无表里证，邪在募原，此指初起而言。脉数者，热盛于内也；浮者，热蒸于外也。发热七八日，而不从汗解，其内热已深，故曰可下，此指现在而言。假令已下，是指下后言也。若下后脉数不解，热传于阳，则消谷善饥，为卫气前通。热传于阴，必伤血成瘀，为营气前通。宜抵当汤，即下如豚肝之类。若脉数不解，而下利便脓血者，已成脾气孤绝，五液注下，为不治之证也，勿作寻常协热利看。

病在阳，应以汗解之，反以冷水潠①**之，若灌之，其热被却不得去，弥更益烦，肉上粟起，意欲饮水，反不渴者，服文蛤散** [19]。杨云：此条温热俱有之，不独疫病。**若不瘥者，与五苓散** [21]。

———————————————

① 潠（sùn，笋）：冷水喷。

寒实结胸，无热证者，与三物小陷胸汤[22]，白散[23]亦可服。

此疫邪之传表者。"却"字疑是"劫"字之误。徐亚枝云：却，不得前也。热被冷抑，不得外出，转而内攻，故弥更益烦。"却"字似非误，杨云：是。文蛤散当属文蛤汤[20]。病在阳者，谓疫邪已传阳分也。传于阳，当从汗解。潠，喷也。灌，溉也。疫邪热极，原可饮冷水，得大汗而解者。乃以之灌皮毛，内热被冷水外劫，故内烦益甚，肉上粟起也。欲饮而不渴者，内热为外水所制也。文蛤性寒气燥，合之麻杏石甘，去外水而清内热。五苓散，亦具利水彻热之功。"小陷胸汤"及"亦可服"，七字疑衍。

伤寒，哕而腹满，视其前后，知何部不利，利之则愈。

此疫邪之传里者。哕在伤寒多寒，在疫证为热。况见有腹满，前后不利，可据其为邪气壅蔽无疑。前后，二便也。利二便，即疏里法也。

得病六七日，脉迟浮弱，恶风寒，手足温。医二三下之，不能食，而胁下满痛，面目及身黄，颈项强，小便难者，与柴胡汤，后必下重，本渴而饮水呕者，柴胡汤不中与也。食谷者哕。

此疫邪之越于三阳者。得病六七日，恶风寒，而脉浮弱，非表虚也；手足温，而脉迟，非里寒也。合之为疫邪内伏不溃之证。医者重于疏里，乃二三下之。不能食，小便难，不无伤中，而胁下满痛，少阳也；面目及身黄，阳明也；颈项强，太阳也。邪已越于三阳，斯时但于清解热毒剂中，按经据证，略加引经达表之药足矣。若拘于胁痛为少阳，与柴胡汤，参、甘、姜、枣，锢蔽疫邪，必下重作利也。若先渴后呕，为水饮内停，非少阳喜呕，柴胡汤必不可与。食谷者哕，亦属邪蔽使然，非内寒也。末句之义，似有脱简。

太阳病未解，脉阴阳俱停，先必振栗汗出而解。但阳脉微者，先汗出而解；但阴脉微者，下之而解。若欲下之，宜调胃承气汤［24］。

此疫邪之越于太阳者。太阳病不解，系疫邪浮越，非太阳经病也。停，匀也。脉阴阳俱停，是尺寸浮沉、迟速、大小同等也。其正气有权，足以化邪，故从汗解。振栗者，战汗也。脉微，谓邪气衰也。阳邪先退，先从汗解。阴邪先退，先从下解。汗法不一，而下法宜调胃承气。以疫邪虽热，不必尽实也。

太阳病，下之而不愈，因复发汗，以此表里俱虚，其人因致冒，冒家汗出自愈。所以然者，汗出表和故也。得里未和，然后下之。

此言疫邪传表，先下后汗之误。疫邪达表，当从汗解，乃拘于疏里，而先下之，徒虚其里，故不愈。因复发汗，是又虚其表，故汗出而作冒也。必俟表气已和，再和里气。疫证汗后，往往有宜下者，有下后必汗出而始解者，总由邪气分传而无一定之治法也。

太阳病下之，其脉促，不结胸者，此为欲解也。脉浮者，必结胸也；脉紧者，必咽痛；脉弦者，必两胁拘急；脉细数者，头痛未止；脉沉紧者，必欲呕；脉沉滑者，协热利；脉浮滑者，必下血。

此言疫邪误下之变。治疫虽宜疏里，但既越于太阳，自当从表，一误下之，其变有不可胜言者。促为阳盛，下之必致结胸。不结者，阳邪外散也，为欲解。浮为在表，下之则内陷为结胸。紧为邪实，下之则邪上浮，为咽痛。弦者挟风，下之则引风入肝，故两胁拘急。细数者，热郁于内也，下之则邪火上冲，故头痛未止。沉紧，多饮，下之必动其饮，故欲呕。沉滑者，热为湿滞也，下之则湿热下流，故协热利。浮滑者，热盛于表也，下之则热邪内攻，故下血。

阳毒之为病，面赤斑斑如锦纹，咽喉痛，唾脓血。五日可治，七日不可治，升麻鳖甲汤［25］主之。

阳毒者，疫邪犯于阳分也。阳邪上壅，故面赤；热极伤血，故遍体斑斑如锦纹也；咽喉痛，唾脓血，皆邪热铄津，有立时腐败之势。五日经气未周，毒犹未遍，故可治。七日则邪气遍而正气消矣，故曰不可治。方用升麻鳖甲者，所以解阳分之毒，即所以救阴分之血也。

阴毒之为病，面目青，身痛如被杖，咽喉痛。五日可治，七日不可治，升麻鳖甲汤去雄黄、蜀椒主之。

阴毒者，疫邪入于阴分也。阴中于邪，故面目青；邪闭经络，故身痛如被杖；咽喉痛者，阴分热毒上壅也。故其日数与阳经同，而治法原方去雄黄、蜀椒者，阴分已受热邪，不堪再用热药也。

雄按：王安道云：阴者，非阴寒之病，乃感天地恶毒异气，入于阴经，故曰阴毒耳。后人谓阴寒极盛，称为阴毒。引仲景所叙"面目青，身痛如被杖，咽喉痛"数语，却用附子散、正阳散等药。窃谓阴寒极盛之证，固可名为阴毒，然终非仲景所以立名之本意。后人所叙阴毒，与仲景所叙阴毒，自是两般，岂可混论？盖后人所叙阴毒，是内伤生冷，或暴寒所中，或过服寒凉药，或内外俱伤于寒而成，非天地恶毒异气所中也。又赵养葵云：此阴阳二毒，是感天地疫疠，非常之气，沿家传染，所谓时疫也。

又按：雄黄、蜀椒二物，用治阳毒，解者谓毒邪在阳分，以阳从阳，欲其速散也。余谓雄黄，尚属解毒之品，用之治毒，理或有之。至蜀椒，岂面赤发斑、咽痛唾血所可试乎？必有错简，未可曲为之说也。杨云：通人之论，《伤寒论》中此类甚多，俱不必强作解事也。

又按：倪冲之《伤寒汇言》附载袁云龙云：仲景之书，前叙六经诸条，其中文义，前后起止多有阙失。历代医哲，并未深勘。至于阳毒、阴毒二条，更可诧异，俱用升麻鳖甲汤。阴毒，但无雄黄、蜀椒，此坊刻之讹本也。宋庞安常，阴毒阳毒，概用全方，阴毒不去椒、黄，于理稍近。余于万历乙亥，得南阳旧本，其阴毒条，于"去雄黄"下，作"倍蜀椒加半主之"，于理为是。盖阳毒阴毒二证，良由平素将息失宜，耗疲精髓，逆乱气血，所以猝受山林水泽瘴厉，恶气所中，感而成疾。余当壮年，北游燕邸，以及辽阳之外，南游闽广黔甸，以及交阯之区。大抵南方多阳毒，北方多阴毒，时医按法施治，曾无一验。中州等处，有人患此，亦罕能救。细按二证，俱有"咽喉痛"三字，以余窃论，疡科书有锁喉风、缠喉风、铁蛾缠三证，其状相似，有面色赤如斑者，有面色青而凄惨者，有吐脓血者，有身痛如被杖者，有气喘急促者，有发谵语烦乱者，虽有兼证如此，总以咽喉闭痛为苦。猝发之间，三五日可治，至七日不减，即无生理，岂非阳毒、阴毒二证之类乎？再察其脉，缓大者生，细数紧促者死。余见此二证，不论阳毒、阴毒，概用喉科方。以蓬砂二钱，火硝六分，米醋一钱，姜汁小半钱，用鹅翎探入喉中，吐痰碗许，活者百数。据袁公之论，则阳毒为阳邪，阴毒为阴邪矣。阴邪固宜倍蜀椒之半，而以蜀椒施之阳邪，终嫌未妥。改从喉科法引吐却稳当。以余度之，阳毒即后世之烂喉痧耳，叔和谓之温毒是已。治法，忌用温散，宜用清化。陈继宣《疫痧草》专论此证。

论曰：百合病者，百脉一宗，悉致其病也。意欲食复不能食，常默然，欲卧不能卧，欲行不能行。饮食或有美时，或有不用，得药则剧吐利。如有神灵者，身形如和，其脉微数。每溺时头痛者，六十日乃愈。若溺时头不痛，淅淅然者，四十日愈。若溺快然，但头眩者，二十日愈。其证或未病而预见，或病四五日而出，或二十日、或一月微见者，各随证治之。杨云：《金匮》中，论此证最为明显完善。

百合病者，皆缘时疫新愈，其三焦腠理荣卫之交，余热未清，正气困乏，不能流畅，如人在云雾之中，倏清倏浑；如日月被蚀之后，或明或暗，故有种种不可名言之状。而其口苦，小便赤，脉微数，乃余热的证也。病不在经络脏腑，杨云：此句欠酌。治不能补、泻、温、凉，惟以清气为主。气归于肺，而肺朝百脉。一宗者，统宗于一，即悉致其病之谓也。溺时头痛者，小便由于气化，水去则火上冲也。其病为重，六十日愈。月再周，而阴必复也。溺时淅淅然者，膀胱腑气一空，表气亦因之而失护也。但头眩者，阳气不能上达也。热渐衰，病渐轻，故愈日渐速也。曰其证，指溺时头痛诸证而言。曰未病预见，谓未成百合病，先见头痛等证也。百合清热养阴，专润肺气。治以百合，即以百合名病也。

雄按：此病仲景以百合主治，即以百合名其病，其实余热逗留肺经之证。凡温、暑、湿、热诸病后皆有之，不必疫也。肺主魄，魄不安，则如有神灵。肺失肃清，则小便赤。百合功专清肺，故以为君也。杨云：前注已平正通达，读此更亲切不易，觉前注尚隔一层。余尝谓孟英学识前无古人，试取其所注，与古人所注较论之，当知余言之非阿所好也。忆辛丑暮春，于役兰溪。在严州舟次，见一女子患此证，其父母以为祟也。余询其起于时证之后，察其脉数。第百合无觅处，遂以苇茎、麦冬、丝瓜子、冬瓜皮、知母为方，注按：百合，本治肺之品，从此悟入，可谓在人意中，出人意外矣。服之。一剂知，二剂已。

百合病，见于阴者，以阳法救之；见于阳者，以阴法救之。见阳攻阴，复发其汗，此为逆。见阴攻阳，乃复下之，此亦为逆。

此推究致百合病之源。见于阴者，即阴中于邪也。阴既受邪，不即与阳气通调，则阴邪愈闭，法当攻阳，以救其阴也。见于阳者，即阳中于邪也。阳既受邪，不即与阴气通调，则阳邪不化，法当攻阴，以救其阳也。若不攻阴救阳，复发其汗，是为见阳攻阳，不知攻阳救阴；复下之，是为见阴攻阴，二者均之为逆。皆因治不如法，阴阳未能透解，所以致有百合之病。若于百合病中并无汗下之证，毋用汗下之法也。下之，汗吐下皆此意。此处阴阳二字，但就营卫讲，不说到气血脏腑上。

百合病，发汗后者，百合知母汤[26]主之。

得之汗后者，其阳分之津液必伤，余热留连而不去。和阳必以阴，百合同知母、泉水以清其余热，而阳邪自化也。雄按：初病邪重，故上节言救、言攻。此病后余邪，当用和法。

百合病，吐之后者，百合鸡子黄汤[27]主之。

其得之吐后者，吐从上逆，较发汗更伤元气，阴火得以上乘，清窍为之蒙蔽矣。故以鸡子黄之纯阴养血者，佐百合以调和心肺，是亦用阴和阳矣。

百合病，下之后者，百合滑石代赭汤[28]主之。

其得之于下后者，下多伤阴，阴虚则阳往乘之，所以有下焦之热象。百合汤内加滑石、代赭，取其镇逆利窍，以通阳也，是谓用阳和阴法。

百合病，不经吐、下、发汗，病形如初者，百合地黄汤主[29]之。

不经吐、下、发汗，正虽未伤，而邪热之袭于阴阳者，未必透解，所以致有百合病之变也。病形如初，指百合病首节而言。地黄取汁，下血分之瘀热，故云大便当如漆，非取其补也。百合以清气分之余热，为阴阳和解法。

百合病，一月不解，变成渴者，百合洗方主之。

百合病，至一月不解，缠绵日久，变成渴者，津液消耗，求水以自滋也。渴而不致下消，病犹在肺。肺主皮毛，故以百合汤洗之，使毛脉合行精气于腑也。食煮饼，假麦气以助津液。勿以盐豉，恐夺津增渴也。

百合病，渴不差者，瓜蒌牡蛎散[31]主之。杨云：此条证比上条较重。

雄按：尤在泾曰：病变成渴，与百合洗方而不瘥者，热盛而津液伤也。瓜蒌根苦寒，生津止渴；牡蛎咸寒，引热下行，不使上铄也。此注已极该括，陈注较逊，故从尤本。

百合病，变发热者，百合滑石散[30]主之。

变发热者，余邪郁久，淫于肌表，热归阳分也。百合清金退热，加滑石，以利窍通阳。曰当微利，指小便利言，谓热从小便去也。

狐惑之为病，状如伤寒，默默欲眠，目不得闭，卧起不得安。蚀于喉为惑，蚀于阴为狐。不欲饮食，恶闻食臭也。其面目乍赤、乍黑、乍白，蚀于上部则声嗄，甘草泻心汤主之。蚀于下部则咽干，苦参汤[32]洗之；蚀于肛者，雄黄熏之。

百合病，是余热留连于气机者。狐惑病，是余毒停积于幽阴者。狐惑，水虫也。原疫邪不外湿热久留不散，积而生虫。

顾听泉云：疫邪久留，人不活矣。"久留"上，宜加"余邪"二字。喉与二阴，为津液湿润之处，故虫生于此也。声嗄，因知其蚀于喉；咽干，而知其蚀于阴者，因其热郁于下，津液不能上升也。余热内郁，故状似伤寒内热，故默默欲眠。内烦，故目不得闭，卧起不安。面目乍赤、乍黑、乍白，以热邪隐见不常，非虫动也。苦参、雄黄，皆燥湿杀虫之品。甘草泻心，不特使中气运而湿热自化，抑亦苦辛杂用，足胜杀虫之任也。略参尤氏。

病者脉数，无热，微烦，默默但欲卧，汗出。初得之三四日，目赤如鸠眼。七八日，目四眦黑。若能食，脓已成，赤豆当归散[33]主之。

此疫邪热毒蕴伏于内也，故有脉数，身不热，微烦，欲卧之证。初得之汗出，表气尚通也。至三四日，目赤如鸠眼，热伤血分也。七八日，目四眦黑，血已腐败也。能食者，病不在胸腹，脓成于下也。赤小豆清热去湿，兼以解毒；当归和血化脓，使毒从下解也。

先辈喻嘉言，将《平脉篇》中"清邪中上焦，浊邪中下焦"一节，为仲景论疫根据，可谓独具只眼者矣。其治法，以逐秽为第一义。上焦如雾，升而逐之，兼以解毒。中焦如沤，疏而逐之，兼以解毒。下焦如渎，决而逐之，兼以解毒。此论识超千古。*雄按：林北海亦云：喻氏论疫，高出千古，直发前人所未发。盖仲景于吐利、霍乱等，不过感一时冷热之气者，犹且论及。而谓疫病之为流行大毒者，反不之及耶？然则《伤寒论》中之必有疫证，是非臆说，坤学识浅陋，不敢妄自搜罗，扰乱经旨。但将《伤寒》、《金匮》中证治，与风寒等法不合，寓有毒意者，均归之疫。雄按：守真论温，凤逵论暑，又可论疫，立言虽似创辟，皆在仲景范围内也。*

杨按：此篇搜辑甚佳，俱古人所未及。然原论不可解处甚多，其用方与病不相登对处，亦有之。读者师其意，而于其不可解者，勿强事穿凿则善矣。汪按：此评大妙。如此方不为昔人所愚，所谓尽信书不如无书也。

卷 三

叶香岩外感温热篇

　　章虚谷曰：仲景论六经外感，止有风、寒、暑、湿之邪；论温病，由伏气所发，而不及外感。或因书有残阙，皆未可知。后人因而穿凿附会，以大青龙、越婢等汤证治为温病，而不知其实治风寒化热之证也。其所云太阳病，发热而渴为温病，是少阴伏邪出于太阳。以其热从内发，故渴而不恶寒。若外感温病，初起却有微恶寒者，以风邪在表也。亦不渴，以内无热也。似伤寒而实非伤寒，如辨别不清，多致误治。因不悟仲景理法故也。盖风为百病之长，而无定体。如天时寒冷，则风从寒化，而成伤寒。温暖，则风从热化，而为温病。以其同为外感，故证状相似，而邪之寒热不同。治法迥异，岂可混哉！二千年来，纷纷议论，不能剖析明白。我朝叶天士，始辨其源流，明其变化，不独为后学指南，而实补仲景之残阙，厥功大矣！爰释其义，以便览焉。

　　温邪上受，首先犯肺，逆传心包。肺主气属卫，心主血属营。辨营卫气血，虽与伤寒同，若论治法，则与伤寒大异也。

　　华岫云曰：邪从口鼻而入，故曰上受。但春温，冬时伏寒藏于少阴，遇春时温气而发，非必上受之邪也。则此所论温邪，乃是风温、湿温之由于外感者也。

吴鞠通曰：温病由口鼻而入，自上而下，鼻通于肺。肺者，皮毛之合也。经云：皮应天，为万物之大表。天属金，人之肺亦属金。温者，火之气；风者，火之母。火未有不克金者，故病始于此。

诸邪伤人，风为领袖，故称百病之长。即随寒、热、温、凉之气，变化为病，故经言其善行而数变也。身半以上，天气主之为阳。身半以下，地气主之为阴。风从寒化属阴，故先受于足经。风从热化属阳，故先受于手经。所以言温邪上受，首先犯肺者，由卫分而入肺经也。以卫气通肺，营气通心，而邪自卫入营，故逆传心包也。《内经》言：心为一身之大主，而不受邪，受邪则神去而死。凡言邪之在心者，皆心之包络受之，盖包络为心之衣也。心属火，肺属金，火本克金，而肺邪反传于心，故曰逆传也。风寒先受于足经，当用辛温发汗。风温先受于手经，宜用辛凉解表。上下部异，寒温不同，故治法大异。此伤寒与温病其初感与传变皆不同也。不标姓氏者，皆章氏原释。

雄按：《难经》：从所胜来者为微邪，章氏引为逆传心包解，误矣。盖温邪始从上受，病在卫分，得从外解，则不传矣。第四章云：不从外解，必致里结。是由上焦气分，以及中下二焦者，为顺传。惟包络上居膻中，邪不外解，又不下行，易于袭入，是以内陷营分者，为逆传也。然则温病之顺传，天士虽未点出，杨云：肺与心相通，故肺热最易入心。天士有见于此，故未言顺传，而先言逆传也。而细绎其议论，则以邪从气分下行为顺，邪入营分内陷为逆也。杨云：二语最精确。汪按：既从气分下行为顺，是必非升提所宜矣。俗医辄云"防其内陷"，妄用升提。不知此内陷，乃邪入营分，非真气下陷可比。苟无其顺，何以为逆？章氏不能深究，而以生克为解，既乖本旨，又悖经文，岂越人之书竟未读耶？

盖伤寒之邪，留恋在表，然后化热入里。温邪则热变雄按：唐本作"化热"。最速，未传心包，邪尚在肺。肺主气，其合皮毛，唐本作"肺合皮毛而主气"。故云在表。在表唐本无此二字。初用辛凉何以首节章释改辛平，今订正之。轻剂。挟风，则加入唐本无"则、入"二字。薄荷、牛蒡之属；挟湿，加芦根、滑石之流，或透风于热外，或渗湿于热下，不与热相搏，势必孤矣。

伤寒邪在太阳，必恶寒甚，其身热者，阳郁不伸之故，而邪未化热也。传至阳明，其邪化热，则不恶寒，始可用凉解之法。若有一分恶寒，仍当温散。盖以寒邪阴凝，故须麻、桂猛剂。若温邪为阳，则宜轻散。倘重剂大汗，而伤津液，反化燥火，则难治矣。始初解表用辛凉，须避寒凝之品，恐遏其邪，反不易解也。或遇阴雨连绵，湿气感于皮毛，须解其表湿，使热外透易解。否则湿闭，其热而内侵，病必重矣。其挟内湿者，清热必兼渗化之法，不使湿热相搏，则易解也。略参拙意。

不尔，风挟温热而燥生，清窍必干，谓水主之气不能上荣，两阳相劫也。湿与温合，蒸郁而蒙蔽于上，清窍为之壅塞，浊邪害清也，其病有类伤寒。其唐本无此字。验之之法，伤寒多有变证，温热虽久在一经不移，以此为辨。唐本作"总在一经为辨"，章本作"而少传变为辨"较妥。

胃中水谷，由阳气化生津液，故阳虚而寒者，无津液上升；停饮于胃，遏其阳气，亦无津液上升，而皆燥渴，仲景已备论之。此言风热两阳邪，劫其津液而成燥渴。其因各不同，则治法迥异也。至风雨雾露之邪，受于上焦，与温邪蒸郁，上蒙清窍。如仲景所云：头中寒湿，头痛鼻塞，纳药鼻中一条，虽与温邪蒙蔽相同，又有寒热不同也。伤寒先受于足经，足经脉长，而多传变；温邪先受于手经，手经脉短，故少传变，是温病、伤寒之不同，皆有可辨也。

雄按：上第一章，统言风温、湿温与伤寒证治之不同，而章氏分三节以释之也。

前言辛凉散风，甘淡驱湿，若病仍不解，是渐欲入营也。营分受热，则血液受章本作"被"。劫，心神不安，夜甚无寐，或斑点隐隐，即撤去气药。如从风热陷入者，用犀角、竹叶之属。如从湿热陷入者，唐本"者"下有"用"字。犀角、花露之品，参入凉血、清热中。若加烦躁，大便不通，金汁亦可加入。老年或平素有寒者，以人中黄代之，急急唐本作"速"。透斑为要。

热入于营，舌色必绛。风热无湿者，舌无苔，或有苔亦薄也。热兼湿者，必有浊苔而多痰也。然湿在表分者，亦无苔。雄按：亦有薄苔。其脉浮部必细涩也。此论先生口授及门。以吴人气质薄弱，故用药多轻淡。是因地制宜之法，与仲景之理法同而方药不同。或不明其理法，而但仿用轻淡之药，是效颦也；或又以吴又可为宗者，又谓叶法轻淡如儿戏，不可用，是皆坐井论天者也。雄按：又可亦是吴人。

雄按：仲景论伤寒，又可论疫证，麻、桂、达原不嫌峻猛。此论温病，仅宜轻解。况本条所列，乃上焦之治，药重则过病所。吴菱山云：凡气中有热者，当行清凉薄剂。吴鞠通亦云：治上焦如羽，非轻不举也。观后章论中下焦之治，何尝不用白虎、承气等法乎？章氏未深探讨，曲为盖护。毋乃视河海为不足，而欲以泪益之耶？华岫云尝云：或疑此法仅可治南方柔弱之躯，不能治北方刚劲之质。余谓不然，其用药有极轻清、极平淡者，取效更捷。苟能悟其理，则药味分量或可权衡轻重。

至于治法，则不可移易。盖先生立法之所在，即理之所在，不遵其法，则治不循理矣。南北之人，强弱虽殊，感病之由则一也。其补泻温凉，岂可废绳墨而出范围之外乎？况姑苏商旅云集，所治岂皆吴地之人哉，不必因其轻淡而疑之也。又叶氏《景岳发挥》云：西北人亦有弱者，东南人亦有强者，不可执一而论。故医者必先议病，而后议药。上焦温证，治必轻清，此一定不易之理法。天士独得之心传，不必章氏曲为遮饰也。

汪按：急急透斑，不过凉血、清热、解毒，俗医必以胡荽、浮萍、樱桃核、西河柳为透法，大谬。

若斑出热不解者，胃津亡也，主以甘寒。重则如玉女煎，唐本无"如"字**。轻则如梨皮、蔗浆之类。或其人肾水素亏，虽未及下焦，**唐本"虽"上有"病"字**。先自徨矣。**唐本作"每多先事徨"**。必验之于舌。**唐本"必"上有"此"字**。如甘寒之中，加入咸寒，务在先安未受邪之地，恐其陷入易易**唐本无此二字**耳。**

尤拙吾曰：芦根、梨汁、蔗浆之属，味甘凉而性濡润，能使肌热除而风自息，即《内经》"风淫于内，治以甘寒"之旨也。斑出则邪已透发，理当退热，其热仍不解，故知其胃津亡，水不济火，当以甘寒生津。若肾水亏者热尤难退，故必加咸寒，如元参、知母、阿胶、龟版之类，所谓"壮水之主，以制阳光"也。如仲景之治少阴伤寒，邪本在经，必用附子温脏，即是先安未受邪之地，恐其陷入也。热邪用咸寒滋水，寒邪用咸热助火。药不同，而理法一也。验舌之法详后。

雄按：此虽先生口授及门之论，然言简义赅，不可轻移一字。本条主以甘寒，重则如玉女煎者，言如玉女煎之石膏、地黄同用，以清未尽之热，而救已亡之液。以上文曾言邪已入营，故变白虎加人参法，而为白虎加地黄法。杨云：慧心明眼，绝世聪明。不曰白虎加地黄，而曰如玉女煎者，以简捷为言耳。唐本删一"如"字，径作"重则玉女煎"，是印定为玉女煎之原方矣，鞠通、虚谷，因而袭误。岂知胃液虽亡，身热未退，熟地、牛膝，安可投乎？余治此证，立案必先正名，曰白虎加地黄汤，斯为清气血两燔之正法。至必验之于舌，乃治温热之要旨。故先发之于此，而后文乃详言之。唐氏于"必"上加一"此"字，则验舌之法，似仅指此条言者。可见一言半语之间，未可轻为增损也。汪按：此条辨析甚当，心细如发，斯能胆大于身也。

若其邪始终在气分流连者，可冀其战汗透邪，法宜益胃。令邪与汗并，热达腠开，邪从汗出。解后胃气空虚，当肤冷一昼夜，待气还自温暖如常矣。盖战汗而解，邪退正虚，阳从汗泄，故渐肤冷，未必即成脱证。此时宜令病者唐本无此三字。安舒静卧，以养阳气来复，旁人切勿惊惶，频频呼唤，扰其元神，唐本作"气"。使其烦躁。唐本无此句。但诊其脉，若虚软和缓，虽倦卧不语，汗出肤冷，却非脱证。若脉急疾，躁扰不卧，肤冷汗出，便为气脱之证矣。杨云：辨证精悉。更有邪盛正虚，不能一战而解，停一、二日再战汗而愈者，不可不知。

魏柳洲曰：脉象忽然双伏，或单伏，而四肢厥冷，或爪甲青紫，欲战汗也，宜熟记之。

邪在气分，可冀战汗，法宜益胃者，以汗由胃中水谷之气所化。水谷气旺，与邪相并而化汗，邪与汗俱出矣。故仲景用桂枝汤治风伤卫，服汤后令啜稀粥，以助出汗。若胃虚而发战，邪不能出，反从内入也，故要在辨邪之浅深。若邪已入内而助胃，是助邪反害矣。故如风寒、温热之邪，初在表者，可用助胃以托邪。若暑疫等邪，初受即在膜原而当胃口，无助胃之法可施。虽虚人亦必先用开达，若误补，其害匪轻也。战解后，肤冷复温，亦不可骤进补药，恐余邪未净复炽也。至气脱之证，尤当细辨。若脉急疾，躁扰不卧，而身热无汗者，此邪正相争，吉凶判在此际。如其正能胜邪，却即汗出身凉，脉静安卧矣。倘汗出肤冷，而脉反急疾，躁扰不安，即为气脱之候。或汗已出，而身仍热，其脉急疾而烦躁者，此正不胜邪，即《内经》所云"阴阳交"，交者死也。

雄按：上第二章，以心肺同居膈上，温邪不从外解，易于逆传。故首节言内陷之治，次明救液之法，末言不传营者，可以战汗而解也。第邪既始终流连气分，岂可但以初在表者为释。盖章氏疑益胃为补益胃气，故未能尽合题旨。夫温热之邪，迥异风寒。其感人也，自口鼻入，先犯于肺，不从外解，则里结而顺传于胃。胃为阳土，宜降宜通，所谓腑以通为补也。故下章即有分消走泄，以开战汗之门户云云。可见益胃者，在疏瀹其枢机，灌溉汤水，俾邪气松达，与汗偕行，则一战可以成功也。_{杨云}：此与章注均有至理，不可偏废，学者兼观并识，而于临证时择宜而用之，则善矣。即暑疫之邪在膜原者，治必使其邪热溃散，直待将战之时，始令多饮米汤或白汤，以助其作汗之资。审如章氏之言，则疫证无战汗之解矣。且战汗在六七朝，或旬余者居多，岂竟未之见耶？若待补益而始战解者，间亦有之。以其正气素弱耳，然亦必非初在表之候也。

再论气病有不传血分，而邪留三焦，亦如_{唐本作"犹之"。}伤寒中少阳病也。彼则和解表里之半，此则分消上下之势，随证变法。如近时杏、朴、芩等类，或如温胆汤［97］之走泄。因其仍在气分，犹可望其_{唐本作"犹有"。}战汗之门户，转疟之机括。_{唐本有"也"字。}

沈尧封曰：邪气中人，所入之道不一。风寒由皮毛而入，故自外渐及于里。温热由口鼻而入，伏于脾胃之膜原，与胃至近。故邪气向外，则由太阳、少阳转出。邪气向里，则径入阳明。

经言：三焦膀胱者，腠理毫毛其应，而皮毛为肺之合。故肺经之邪，不入营而传心包，即传于三焦。其与伤寒之由太阳传阳明者不同。伤寒传阳明，寒邪化热，即用白虎等法，以阳明阳气最盛故也。凡表里之气，莫不由三焦升降出入。而水道由三焦而行，故邪初入三焦，或胸胁满闷，或小便不利。此当展其气机，虽温邪不可用寒凉遏之。如杏、朴、温胆之类，辛平甘苦，以利升降，而转气机，开战汗之门户，为化疟之丹头。此中妙理，非先生不能道出，以启后学之性灵也。不明此理，一闻温病之名，即乱投寒凉，反使表邪内闭，其热更甚。于是愈治而病愈重，至死而不悟其所以然，良可慨也。

雄按：章氏此释，于理颇通，然于病情尚有未协也。其所云分消上下之势者，以杏仁开上，厚朴宣中，茯苓导下，似指湿温，或其人素有痰饮者而言，故温胆汤亦可用也。杨云：此释精确，胜章注远甚。试以《指南》温湿各案参之自见。若风温流连气分，下文已云"到气才可清气"。所谓清气者，但宜展气化以轻清，如栀、芩、蒌、苇等味是也。虽不可遽用寒滞之药，而厚朴、茯苓亦为禁剂。彼一闻温病，即乱投寒凉，因属可慨，汪按：今人畏凉药并轻清凉解，每多疑虑，至温补升燥则恣用无忌，实此等医人阶之厉也。而不辨其有无湿滞，概用枳、朴，亦岂无遗憾乎。至转疟之机括一言，原指气机通达，病乃化疟，则为邪杀也。从此迎而导之，病自渐愈。奈近日市医，既不知温热为何病，柴、葛、羌、防，随手浪用，且告病家曰：须服几剂柴胡，提而为疟，庶无变端。病家闻之，无不乐从，虽至危殆，犹曰提疟不成，病是犯真。故病家死而无怨，医者误而不悔，彼此梦梦，亦可慨也夫！汪按：此辨尤精当明析，切中时弊。

又按：五种伤寒，惟感寒即病者为正伤寒。乃寒邪由表而受，治以温散，尤必佐以甘草、姜、枣之类，俾助中气，以托邪外出，亦杜外邪而不使内入。倘邪在半表半里之界者，治宜和解，可使转而为疟。其所感之风寒较轻，而入于少阳之经者，不为伤寒，则为正疟，脉象必弦，皆以小柴胡汤为主方。设冬伤于寒，而不即病，则为春温、夏热之证，其较轻者，则为温疟、瘅疟。轩岐、仲景，皆有明训，何尝概以小柴胡汤治之耶？若感受风温、湿温、暑热之邪者，重则为时感，轻则为时疟。而温热、暑湿，诸感证之邪气流连者，治之得法，亦可使之转疟而出。统而论之，则伤寒有五，疟亦有五。盖有一气之感证，即有一气之疟疾，不过重轻之别耳。今世温热多而伤寒少，故疟亦时疟多，而正疟少。温热、暑湿，既不可以正伤寒法治之，时疟岂可以正疟法治之哉。其间二日而作者，正疟有之，时疟亦有之。名曰三阴疟，以邪入三阴之经也，不可误解为必属阴寒之病。医者不知五气皆能为疟，施治，罕切病情。故世人患疟，多有变证，或至缠绵岁月。以致俗人有疟无正治，疑为鬼祟等说。然以徐洄溪、魏玉横之学识，尚不知此，况其他乎？惟叶氏精于温热、暑湿诸感，故其治疟也，一以贯之。余师其意，治疟鲜难愈之证。曩陈仰山封翁询余曰：君何治疟之神哉，殆别有秘授也？余谓何秘之有，第不惑于昔人之谬论，而辨其为风温、为湿温、为暑热、为伏邪，仍以时感法清其源耳。近杨素园大令，重刻余案。评云：案中所载，多温疟、暑疟，故治多凉解。但温疟、暑疟，虽宜凉解，尤当辨其邪之在气在营也。缪仲淳善治暑疟，而用当归、牛膝、鳖甲、首乌等血分药，于阳明证中，亦属非法。若湿温为疟，与暑邪挟湿之疟，其湿邪尚未全从热化者，极要留意。况时疟之外，更有瘀血、顽痰、阳维为病等证，皆有寒热如疟之象，最宜谛审。案中诸治略备，阅者还须于凉解诸法中，缕析其同异焉。

大凡看法，卫之后，方言气；营之后，方言血。在卫汗之可也，到气才可唐本作"宜"。**清气。入营**唐本作"乍入营分"。**犹可透热转气，**唐本作"仍转气分而解"。**如犀角、元参、羚羊角等物。**唐本有"是也"二字。**入血**唐本作"至入于血"。**就**唐本作"则"。**恐耗血动血，直须凉血散血，加生地、丹皮、阿胶、赤芍等物。**唐本有"是也"二字。**否则，**唐本作"若"。**前后**唐本无此二字。**不循缓急之法，虑其动手便错，**唐本有"耳"字。**反致慌张矣。**唐本无此句。

仲景辨六经证治于一经中，皆有表里、浅深之分。温邪虽与伤寒不同，其始皆由营卫，故先生于营卫中，又分气血之浅深，精细极矣。凡温病初感，发热而微恶寒者，邪在卫分。不恶寒而恶热，小便色黄，已入气分矣。若脉数舌绛，邪入营分。若舌深绛，烦扰不寐，或夜有谵语，已入血分矣。邪在卫分汗之，宜辛凉轻解。雄按：首章本文云：初用辛凉轻剂。华岫云注此条云：辛凉开肺，便是汗剂。章氏注此云：宜辛平表散，不可用凉，何谬妄乃尔，今特正之。清气热不可寒滞，反使邪不外达而内闭，则病重矣。故虽入营，犹可开达，转出气分而解。倘不如此细辨施治，动手便错矣。故先生为传仲景之道脉，迥非诸家之立言所能及也。

雄按：诚如君言，何以屡屡擅改"初用辛凉"之文乎？

雄按：外感温病，如此看法，风寒诸感，无不皆然。此古人未达之旨，近惟王清任知之。若伏气温病，自里出表，乃先从血分，而后达于气分。芷卿云：论伏气之治，精识直迈前人。然金针虽度，其如粗工之聋聩何？故起病之初，往往舌润而无苔垢，但察其脉软，而或弦，或微数，口未渴，而心烦恶热，即宜投以清解营阴之药。迫邪从气分而化，苔始渐布，然后再清其气分可也。伏邪重者，初起即舌绛咽干，甚有肢冷脉伏之假象，亟宜大清阴分伏邪，继必厚腻黄浊之苔渐生。此伏邪与新邪先后不同处。更有邪伏深沉，不能一齐外出者，虽治之得法，而苔退舌淡之后，逾一二日，舌复干绛，苔复黄燥。正如抽蕉剥茧，层出不穷。不比外感温邪，由卫及气，自营而血也。杨云：阅历有得之言，故语语精实，学者所当领悉也。秋月伏暑，证轻浅者，邪伏膜原，深沉者亦多如此。苟阅历不多，未必知其曲折乃尔也。附识以告留心医学者。余医案中，凡先治血分，后治气分者，皆伏气病也。虽未点明，读者当自得之。

且吾吴湿邪害人最广，唐本作"多"。如面色白者，须要顾其阳气，湿胜则阳微也。法应清凉，唐本"法"上有"如"字。然唐本作"用"。到十分之六七，即不可过于寒唐本无此二字。凉，恐成功反弃。何以故耶？唐本无此二句，有"盖恐"二字。湿热一去，阳亦衰微也。面色苍者，须要顾其津液。清凉到十分之六七，往往热减身寒者，不可就唐本作"便"。云虚寒，而投补剂。恐炉烟虽息，灰中有火也。须细察精详，方少少与之，慎不可直率唐本作"漫然"。而往。唐本作"进"也。又有酒客，里湿素盛，外邪入里，里湿为合。唐本作"与之相搏"。在阳旺之躯，胃湿恒多；在阴盛之体，脾湿亦不少，然其化热则一。热病救阴犹易，通阳最难。救阴不在唐本有"补"字。血，而在津与汗。唐本作"养津与测汗"。通阳不在温，而在利小便。然唐本无此字。较之杂证，则唐本无此字。有不同也。

六气之邪，有阴阳不同。其伤人也，又随人身之阴阳强弱变化而为病。面白阳虚之人，其体丰者，本多痰湿，若受寒湿之邪，非姜、附、参、苓不能去；若湿热，亦必黏滞难解，须通阳气以化湿。若过凉，则湿闭而阳更困矣。面苍阴虚之人，其形瘦者，内火易动，湿从热化，反伤津液，与阳虚治法正相反也。胃湿、脾湿，虽化热则一，而治法有阴阳不同。如仲景云"身黄如橘子色而鲜明者"，此阳黄胃湿，用茵陈蒿汤［17］。其云："色如熏黄而沉晦者"，此阴黄脾湿，用栀子柏皮汤［16］，或后世之二妙散［34］亦可。救阴在养津，通阳在利小便，发古未发之至理也。测汗者，测之以审津液之存亡，气机之通塞也。雄按：热胜于湿，则黄如橘子色而鲜明。湿胜于热，则色沉晦而如熏黄。皆属阳证，而非阴黄也。

雄按：所谓六气，风、寒、暑、湿、燥、火也。分其阴阳，则《素问》云：寒暑六入。暑统风、火，阳也。寒统燥、湿，阴也。言其变化，则阳中惟风无定体，有寒风，有热风。阴中则燥、湿二气，有寒，有热。至暑，乃天之热气，流金烁石，纯阳无阴。或云阳邪为热，阴邪为暑者，甚属不经。经云：热气大来，火之胜也。阳之动，始于温，盛于暑。盖在天为热，在地为火，其性为暑，是暑即热也，并非二气。或云"暑必兼湿者"，亦误也。暑与湿原是二气，虽易兼感，实非暑中必定有湿也。譬如暑与风，亦多兼感，岂可谓暑中必有风耶？若谓热与湿合，始名为暑。然则寒与风合，又将何称？更有妄立阴暑、阳暑之名者，亦属可笑。如果暑必兼湿，则不可冠以"阳"字。若知暑为热气，则不可冠以"阴"字。其实彼所谓阴者，即夏月之伤于寒湿者耳。设云暑有阴阳，则寒亦有阴阳矣。不知寒者，水之气也；热者，火之气也。水火定位寒热，有一定之阴阳。寒邪传变，虽能化热，而感于人也，从无阳寒之说。人身虽有阴火，而六气中，不闻有寒火之名。暑字从日，日为天上之火。寒字从，为地下之水。暑邪易入心经，寒邪先犯膀胱，霄壤不同，各从其类。故寒暑二气，不比风、燥、湿，有可阴可阳之不同也。况夏秋酷热，始名为暑。冬春之热，仅名为温。而风、寒、燥、湿，皆能化火。今曰六气之邪，有阴阳之不同，又随人身之阴阳变化，毋乃太无分别乎？至面白体丰之人，既病湿热，应用清凉，本文业已明言。但病去六七，不可过用寒凉耳。非谓病未去之初，不可用凉也。今云与面苍、形瘦之人治法正相反，则未去六七之前，亦当如治寒湿之用姜、附、参、术矣。阳奉阴违，殊乖诠释之体。若脾湿阴黄，又岂栀柏汤苦寒纯阴之药可治哉。本文云救阴不在血，而在津与汗，言救阴须用充液之药。以血非易生之物，而汗需津液以化也。唐本于"血、津"上，加"补养"字，已属蛇足。于"汗"上加"测"字，则更与救字不贯。章氏仍之，陋矣。上第三章。

又按：寒、暑、燥、湿、风，乃五行之气，合于五脏者也。惟暑独盛于夏令，火则四时皆有。析而言之，故曰六气。然三时之暖燠，虽不可以暑称之，亦何莫非丽日之煦照乎。须知暑即日之气也，日为众阳之宗。阳燧承之，火立至焉。以五行论，言暑则火在其中矣，非五气外另有一气也。若风、寒、燥、湿，悉能化火，此由郁遏使然，又不可与天之五气统同而论矣。

又按：茅雨人云：本文谓湿胜则阳微，其实乃阳微故致湿胜也。此辨极是，学者宜知之。

再论三焦不得唐本无此字。**从外解，必致成**唐本无此字。**里结。里结于何？在阳明胃与肠也，亦须用下法。不可以气血之分，就**唐本作"谓其"。**不可下也。但**唐本作"惟"。**伤寒邪热在里，劫烁津液，下之宜猛。此多湿邪内搏，下之宜轻。伤寒大便溏，为邪已尽，不可再下。湿温病大便溏，为邪未尽，必大便硬，慎**唐本作"乃为无湿始"。**不可再攻也，以粪燥为无湿矣。**唐本无此句。

胃为脏腑之海，各脏腑之邪皆能归胃。况三焦包罗脏腑，其邪之入胃尤易也。伤寒化热，肠胃干结，故下宜峻猛。湿热凝滞，大便本不干结，以阴邪瘀闭不通。若用承气猛下，其行速而气徒伤，湿仍胶结不去，故当轻法频下。如下文所云小陷胸、泻心等，皆为轻下之法也。

雄按：伤寒化热，固是阳邪。湿热凝滞者，大便虽不干结，黑如胶漆者有之，岂可目为阴邪，谓之浊邪可也。惟其误为阴邪，故复援温脾汤下寒实之例，而自诩下阳虚之湿热，为深得仲景心法，真未经临证之言也。似是而非，删去不录。

再人之体，脘在腹上，其地位处于中，唐本作"其位居中"。**按之痛，或自痛，或痞胀，当用苦泄，以其入腹近也。必验之于舌，或黄或浊，可与小陷胸汤 [22] 或泻心汤 [35、36、37、38]，随证治之。或**唐本作"若"。**白不燥，或黄白相兼，或灰白不渴，慎不可乱投苦泄。其中有外邪未解，里先结者，或邪郁未伸，或素属中冷者，虽有脘中痞闷，宜从开泄，宣通气滞，以达归于肺。如近俗**唐本作"世"。**之杏、蔻、橘、桔等，是轻苦微辛，**唐本无"是"字。**具流动之品可耳。**

此言苔白为寒，不燥则有痰湿。其黄白相兼，灰白而不渴者，皆阳气不化。阴邪壅滞，故不可乱投苦寒滑泄，以伤阳也。其外邪未解，而里先结，故苔黄白相兼而脘痞，皆宜轻苦微辛，以宣通其气滞也。

雄按：凡视温证，必察胸脘。如拒按者，必先开泄。若苔白不渴，多挟痰湿。轻者，橘、蔻、菖、薷；重者，枳实、连、夏，皆可用之。虽舌绛神昏，但胸下拒按，即不可率投凉润，必参以辛开之品，始有效也。上第四章，唐本并以第十一章，连为一章，今订正之。连上章皆申明邪在气分之治法，而分别营卫气血之浅深，身形肥瘦之阴阳。苔色黄白之寒热，可谓既详且尽矣。而下又申言察苔以辨证，真千古开群矇也。

再唐本无此字。前云"舌黄或浊"，唐本此下有"当用陷胸、泻心"六字。须要有地之黄。若光滑者，乃无形湿热中有虚象，唐本作"已有中虚之象"。大忌前法。其脐以上为大腹，或满，或胀，或痛，此必邪已入里矣，唐本无"矣"字。表证必无，或十只存一。唐本作"或存之一二"。亦要唐本作"须"。验之于舌，或黄甚，或如沉香色，或如灰黄色，或老黄色，或中有断纹，皆当下之。如小承气汤［39］用槟榔、青皮、枳实、元明粉、生首乌等。唐本此下有"皆可"二字。若未见此等舌，不宜用此等法，唐本作"药"。恐其中有湿聚太阴为满，或寒湿错杂为痛，或气壅为胀，又当以别法治之。唐本有"矣"字。

舌苔如地上初生之草，必有根。无根者，为浮垢，刮之即去，乃无形湿热，而胃无结实之邪，故云有中虚之象。若妄用攻泻，伤内则表邪反陷，为难治矣。即使有此等舌苔，亦不宜用攻泻之药。又如湿为阴邪，脾为湿土，故脾阳虚，则湿聚腹满，按之不坚，虽见各色舌苔，而必滑。色黄为热，白为寒，总当扶脾燥湿为主，热者佐凉药，寒者非大温，其湿不能去也。若气壅为胀，皆有虚实寒热之不同，更当辨别。以利气、和气为主治也。

雄按：上第五章，唐本移作第六章，今订正之。章氏所释白为寒，非大温其湿不去是也。然苔虽白而不燥，还须问其口中和否。如口中自觉黏腻，则湿渐化热，仅可用厚朴、槟榔等苦辛微温之品。口中苦渴者，邪已化热，不但大温不可用，必改用淡渗、苦降、微凉之剂矣。或渴喜热饮者，邪虽化热，而痰饮内盛也，宜温胆汤加黄连。杨云：原论已极郑重周详，此更辨别疑似，细极毫芒。可见心粗胆大者，必非真学问人也。

　　再黄苔不甚厚而滑者，热未伤津，犹可清热透表。若虽薄而干者，邪虽去而津受伤也。苦重之药当禁，宜甘寒轻剂可也。 唐本"可也"作"养之"。

　　热初入营，即舌绛苔黄，其不甚厚者，邪结未深，故可清热，以辛开之，药从表透发。舌滑而津未伤，得以化汗而解。若津伤舌干，虽苔薄邪轻，亦必秘结难出。故当先养其津，津回舌润，再清余邪也。

　　雄按：上第六章，唐本移作第七章，今订正之。此二章，论黄苔各证治法之不同。

　　再论其热传营，舌色必绛。绛，深红色也。初传绛色，中兼黄白色，此气分之邪未尽也。泄卫透营，两和可也。纯绛鲜色者，包络受病 唐本作"邪"。**也，宜犀角、鲜生地、连翘、郁金、石菖蒲等。** 唐本此下有"清泄之"三字。**延之数日，或平素心虚有痰，外热一陷，里络就** 唐本作"即"。**闭，非菖蒲、郁金等所能开，须用牛黄丸[40]、至宝丹[41]之类，以开其闭，恐其昏厥为痉也。**

　　何报之曰：温热病一发，便壮热烦渴，舌正赤而有白苔者，虽滑即当清里，切忌表药。

　　绛者，指舌本也。黄白者，指舌苔也。舌本通心脾之气血。心主营，营热，故舌绛也。脾胃为中土，邪入胃则生苔，如地上生草也。然无病之人，常有微薄苔，如草根者，即胃中之生气也。杨云：论舌苔之源甚佳。若光滑如镜，则胃无生发之气，如不毛之地，其土枯矣。胃有生气，而邪入之，其苔即长厚，如草根之得秽浊而长发也，故可以验病之虚实寒热，邪之浅深轻重也。脾胃统一身之阴阳，营卫主一身之气血，故脾又为营之源，胃又为卫之本也。苔兼白，白属气，故其邪未离气分，可用泄卫透营，仍从表解，勿使入内也。纯绛鲜泽者，言无苔色，则胃无浊结，而邪已离卫入营，其热在心包也。若平素有痰，必有舌苔。雄按：绛而泽者，虽为营热之征，实因有痰，故不甚干燥也。问苦胸闷者，尤为痰据，不必定有苔也。菖蒲、郁金，亦为此设。若竟无痰，必不甚泽。其心虚血少者，舌色多不鲜赤，或淡晦无神，邪陷多危而难治。于此可卜吉凶也。若邪火盛而色赤，宜牛黄丸。痰湿盛而有垢浊之苔者，宜至宝丹。略参拙意。

雄按：上第七章，唐本移为第八章，今订正之。连下二章，辨论种种舌绛证治，是统风温、湿温而言也。

再色绛而舌中心干者，乃心胃火燔，劫烁津液，即黄连、石膏亦可加入。若烦渴烦热，舌心干，四边色红，中心或黄或白者，此非血分也，乃上焦气热烁津，急用凉膈散[41]，散其无形之热，再看其后转变可也。慎勿用血药，以滋腻难散。至舌绛望之若干，手扪之原有津液，此津亏湿热熏蒸，将成浊痰，蒙闭心包也。

热已入营，则舌色绛；胃火烁液，则舌心干，加黄连、石膏于犀角、生地等药中，以清营热而救胃津，即白虎加生地之例也。雄按：此节章氏无注，今补释之。

其舌四边红而不绛，中兼黄白而渴，故知其热不在血分，而在上焦气分。当用凉膈散清之，勿用血药引入血分，反难解散也。盖胃以通降为用，若营热蒸其胃中，浊气成痰，不能下降，反上熏而蒙蔽心包。望之若干，扪之仍湿者，是其先兆也。

雄按：上第八章，唐本与第九章颠倒窜乱，今订正之。

再有热传营血，其人素有瘀伤宿血在胸膈中，挟热而搏，

唐本无此四字。**其舌色必紫而暗，扪之湿，当加入散血之品，如琥珀、丹参、桃仁、丹皮等。不尔，瘀血与热为伍，阻遏正气，遂变如狂、发狂之证。若紫而肿大者，乃酒毒冲心。若紫而干晦者，肾肝色泛也，难治。**

何报之曰：酒毒内蕴，舌必深紫而赤，或干涸；若淡紫，而带青滑，则为寒证矣，须辨。

舌紫而暗，暗即晦也。扪之潮湿不干，故为瘀血。其晦而干者，精血已枯，邪热乘之，故为难治。肾色黑，肝色青，青黑相合，而见于舌，变化紫晦，故曰肾、肝色泛也。雄按：此舌虽无邪热，亦难治。酒毒冲心，急加黄连清之。

雄按：此节唐本作第十章。

舌色绛，而上有黏腻，似苔非苔者，中挟秽浊之气，急加芳香逐之。舌绛，欲伸出口，而抵齿难骤伸者，痰阻舌根，有内风也。舌绛而光亮，胃阴亡也，急用甘凉濡润之品。若舌绛而干燥者，火邪劫营，凉血清火为要。舌绛而有碎点白黄者，当生疳也。大红点者，热毒乘心也，用黄连、金汁。其有虽绛而不鲜，干枯而痿者，肾阴涸也，急以阿胶、鸡子黄、地黄、天冬等救之，缓则恐涸极而无救也。

尤拙吾曰：阳明津涸，舌干口燥者，不足虑也。若并亡其阳，则殆矣。少阴阳虚，汗出而厥者，不足虑也。若并亡其阴，则危矣。是以阳明燥渴，能饮冷者生，不能饮者死。少阴厥逆，舌不干者生，干者死。

挟秽者，必加芳香，以开降胃中浊气，而清营热矣。痰阻舌根，由内风之逆，则开降中又当加辛凉咸润，以息内风也。脾肾之脉，皆连舌本，亦有脾肾气败，而舌短不能伸者，其形貌面色，亦必枯瘁，多为死证，不独风痰所阻之故也。其舌不鲜，干枯而痿，肾阴将涸，亦为危证。而黄连、金汁，并可治疳也。

雄按：光绛而胃阴亡者，炙甘草汤［13］去姜、桂，加石斛，以蔗浆易饴糖。干绛而火邪劫营者，晋三犀角地黄汤［43］加元参、花粉、紫草、银花、丹参、莲子心、竹叶之类，若尤氏所云。不能饮冷者，乃胃中气液两亡，宜复脉汤原方。汪按：以蔗浆易饴糖，巧妙绝伦。盖温证虽宜甘药，又不可滞中也。

其有舌独中心绛干者，此胃热心营受灼也。当于清胃方中，加入清心之品。否则延及于尖，为津干火盛也。舌尖绛独干，此心火上炎，用导赤散［44］泻其腑。

其干独在舌心舌尖，又有热邪在心、兼胃之别。尖独干，是心热。其热在气分者必渴，以气热劫津也。热在血分，其津虽耗，其气不热，故口干而不渴也。多饮能消水者为渴，不能多饮，但欲略润者为干。又如血分无热，而口干者，是阳气虚，不能生化津液，与此大不同也。

雄按：上第九章，唐氏窜入第八章，今厘正之。舌心是胃之分野，舌尖乃心之外候。心胃两清，即白虎加生地、黄连、犀角、竹叶、莲子心也。津干火盛者，再加西洋参、花粉、梨汁、蔗浆可耳。心火上炎者，导赤汤入童溲尤良。

再舌苔白厚而干燥者，此胃燥气伤也。滋润药中加甘草，令甘守津还之意。舌白而薄者，外感风寒也，当疏散之。若白干薄唐本作"白薄而干"。**者，肺津伤也，加麦冬、花露、芦根汁等轻清之品，为上者上之也。若白苔绛底**唐本作"苔白而底绛"。**者，湿遏热伏也，当先泄湿透热，防其就**唐本作"即"。**干也，勿忧之。**唐本作"此可勿忧"。**再从里**唐本下有"而"字。**透于外，则变润矣。初病舌就**唐本作"即"。**干，神不昏者，急加养正透邪之药。若神**

已昏，此内匮矣，唐本"矣"字在下句之末。**不可救药。**

苔白而厚，本是浊邪。干燥伤津，则浊结不能化，故当先养津，而后降浊也。肺位至高，肺津伤，必用轻清之品，方能达肺。若气味厚重而下走，则反无涉矣。故曰"上者上之也"。

雄按：此释甚明白，何以第二章释为因地制宜，而讥他人效颦也。湿遏热伏，必先用辛开苦降，以泄其湿，湿开热透，故防舌干；再用苦辛甘凉，从里而透于外，则胃气化而津液输布，舌即变润，自能作汗，而热邪亦可随汗而解。若初病舌即干，其津气素竭也，急当养正，略佐透邪。若神已昏，则本无败，而正不胜邪，不可救矣。雄按：有初起舌干，而脉滑脘闷者，乃痰阻于中，而液不上潮，未可率投补益也。

又不拘何色，舌上生芒刺者，皆是上焦热极也。当用青布拭冷薄荷水揩之，即去者轻，旋即生者险矣。

生芒刺者，苔必焦黄或黑，无苔者，舌必深绛。其苔白或淡黄者，胃无大热，必无芒刺。或舌尖，或两边有小赤瘰，是营热郁结，当开泄气分，以通营清热也。上焦热极者，宜凉膈散[42]主之。

雄按：秦皇士云：凡渴不消水，脉滑不数，亦有舌苔生刺者，多是表邪挟食，用保和加竹沥、莱菔汁，或栀豉加枳实并效。若以寒凉抑郁，则谵语、发狂愈甚，甚则口噤不语矣。有斑疹内伏，连用升提而不出，用消导而斑出神清者。若荤腥油腻，与邪热斑毒纽结不解，唇舌焦裂，口臭牙疳，烦热昏沉，与以寻常消导，病必不解，徒用清里，其热愈甚。设用下夺，其死更速。惟用升麻葛根汤，以宣发之。重者，非升麻清胃汤，不能清理肠胃。血分中之膏粱积热，或再加山楂、槟榔，多有生者。愚谓病从口入，感证夹食为患者不少，秦氏著《伤寒大白》，于六法外，特补消导一门，未为无见。所用莱菔汁，不但能消痰食，即燥火闭郁，非此不清。用得其当，大可起死回生。郭云台极言其功，余每与海蛇①同用，其功益懋。

舌苔不燥，自觉闷极者，属脾湿盛也。或有伤痕血迹者，必问曾经搔挖否，不可以有血而便为枯证，仍从湿治可也。**再有神情清爽，舌胀大不能出口者，此脾湿胃热郁极化风，而毒延口也。用大黄磨入当用剂内，则舌胀自消矣。**

何报之曰：凡中宫有痰饮、水血者，舌多不燥，不可误以为寒也。

三焦升降之气，由脾鼓运。中焦和则上下气顺，脾气弱则湿自内生。湿盛而脾不健运，浊壅不行，自觉闷极，虽有热邪，其内湿盛，而舌苔不燥，当先开泄其湿，而后清热，不可投寒凉以闭其湿也。神情清爽，而舌胀大，故知其邪在脾胃。若神不清，即属心脾两脏之病矣。邪在脾胃者，唇亦必肿也。

雄按：上第十章，唐氏析首节为第五章，次节为第十二章，末节为第十三章，今并订正。

再唐本作"又有"。**舌上白苔黏腻，吐出浊厚涎沫，口必甜味也，**唐本作"其口必甜"。**为脾瘅病。**唐本作"此为脾瘅"。**乃湿热气聚，与谷气相搏，土有余也，盈满则上泛。当用省头草，**唐本作"佩兰叶"。**芳草辛散，以逐之则退。**唐本无此二字。**若舌上苔如碱者，胃中宿滞，挟浊秽郁伏，当急急开泄。否则闭结中焦，不能从膜原达出矣。**

脾瘅而浊泛口甜者，更当视其舌本。如红赤者为热，当辛通苦降以泄浊。如色淡不红，由脾虚不能摄涎而上泛，当健脾

---

① 海蛇：水母，海蜇。

以降浊也。苔如碱者，浊结甚，故当急急开泄，恐内闭也。

雄按：浊气上泛者，涎沫厚浊，小溲黄赤；脾虚不摄者，涎沫稀黏，小溲清白，见证迥异。虚证宜温中以摄液，如理中［45］，或四君［46］加益智之类可也。何亦以降浊为言乎，疏矣。上第十一章，唐氏并入第四章，今订正之。此二章，辨别种种白苔证治之殊，似兼疫证之舌苔而详论之，试绎之，则白苔不必尽属于寒也。

若唐本无此字。**舌无苔，而有如烟煤隐隐者，不渴肢寒，知挟阴病。**唐本移二句在"若润者"上。**如口渴烦热，**唐本下有"而燥者"三字。**平时胃燥舌**唐本无"舌"字。**也，不可攻之。若燥者，**唐本作"宜"。**甘寒益胃。若**唐本此下有"不渴肢寒而"五字。**润者，甘温扶中，此何**唐本此下有"以"字。**故外露而里无也。**

凡黑苔，大有虚实寒热之不同。即黄白之苔，因食酸味，其色即黑，尤当问之。雄按：此名染苔。食橄榄能黑，食枇杷白苔能黄之类，皆不可不知也。其润而不燥，或无苔如烟煤者，正是肾水来乘心火，其阳虚极矣。若黑而燥裂者，火极变水，色如焚木成炭而黑也。虚实不辨，死生反掌耳。雄按：虚寒证，虽见黑苔，其舌色必润，而不紫赤，识此最为秘诀。

雄按：更有阴虚而黑者，苔不甚燥，口不甚渴，其舌甚赤。或舌心虽黑，无甚苔垢，舌本枯而不甚赤。证虽烦渴，便秘，腹无满痛，神不甚昏，俱宜壮水滋阴，不可以为阳虚也。若黑苔望之虽燥而生刺，但渴不多饮，或不渴，其边或有白苔，其舌本淡而润者，亦属假热，治宜温补。其舌心并无黑苔，而舌根有黑苔而燥者，宜下之，乃热在下焦也。若舌本无苔，惟尖黑燥，为心火自焚，不可救药。

上第十二章，唐本移为第十四章，今订正之。

若唐本无此字。**舌黑而滑者，水来克火，为阴证，当温之。若见短缩，此肾气竭也，为难治。欲救之，**唐本作"惟"。**加人参、五味子，勉希**唐本作"或救"。**万一。舌黑而干者，津枯火炽，急急泻南补北。若**唐本此下有"黑"字。**燥而中心厚痞**唐本无此字。**者，土燥水竭，急以咸苦下之。**

何报之曰：暑热证夹血，多有中心黑润者，勿误作阴证治之。

黑苔而虚寒者，非桂、附不可治，佐以调补气血，随宜而施。若黑燥无苔，胃无浊邪，雄按：非无苔也，但不厚耳。故当泻南方之火，补北方之水，仲景黄连阿胶汤 [4] 主之。黑燥而中心厚者，胃浊邪热干结也，宜用硝、黄，咸苦下之矣。

雄按：上第十三章，唐本移为第十五章，今订正之。此二章，言黑苔证治之有区别也。

又按：茅雨人云：凡起病发热胸闷，遍舌黑色而润，外无险恶情状，此胸膈素有伏痰也，不必张皇，止用薤白、瓜蒌、桂枝、半夏一剂，黑苔即退。或不用桂枝，即枳壳、桔梗亦效。

舌淡红无色者，或干而色不荣者，当是胃津伤，而气无化液也。当用炙甘草汤 [13]，不可用寒凉药。

何报之曰：红嫩如新生，望之似润，而燥渴殆甚者，为妄行汗下，以致津液竭也。

淡红无色，心脾气血素虚也。更加干而色不荣，胃中津气亦亡也。故不可用苦寒药，炙甘草汤养气血以通经脉，其邪自可渐去矣。

雄按：上第十四章，唐氏移为第十一章，今订正之。此章言虚多邪少之人，舌色如是，当培气液为先也。

若舌白如粉而滑，四边色紫绛者，温疫病初入膜原，未归

胃腑，急急透解，莫待传陷，而入为险恶之病。且见此舌者，病必见凶，须要小心。凡斑疹初见，须用纸捻照看胸背两胁，点大而在皮肤之上者为斑。或云头隐隐，或琐碎小粒者为疹。又宜见而不宜见多，按方书谓：斑色红者属胃热，紫者热极，黑者胃烂。然亦必看外证所合，方可断之。

温疫白苔如积粉之厚，其秽浊重也。舌本紫绛，则邪热为浊所闭，故当急急透解。此五疫中之湿疫，又可主以达原饮。亦须随证加减，不可执也。舌本紫绛，热闭营中，故多成斑疹。斑从肌肉而出，属胃；疹从血络而出，属经。其或斑疹齐见，经胃皆热。然邪由膜原入胃者多，或兼风热之入于经络，则有疹矣。不见则邪闭，故宜见。多见则邪重，故不宜多。但斑疹亦有虚实，虚实不明，举手杀人。故先生辨之如后。

雄按：温热病，舌绛而白苔满布者，宜清肃肺胃。更有伏痰内盛，神气昏瞀者，宜开痰为治。黑斑蓝斑，亦有可治者。余治胡季权、姚禄皆二案，载续编。徐月岩室案，附曾大父《随笔》中。

然而春夏之间，湿病俱发疹为甚，其色要辨。唐本无此句。如淡红色，四肢清，口不甚渴，脉不洪数，非虚斑，即阴斑。或胸微见数点，面赤足冷，或下利清谷，此阴盛格阳于上而见，当温之。

此专论斑疹，不独温疫所有，且有虚实之迥别也。然火不郁不成斑疹。若虚火力弱而色淡，四肢清者，微冷也。口不甚渴，脉不洪数，其非实火可征矣，故曰虚斑。若面赤足冷，下利清谷，此阴寒盛，格拒其阳于外，内真寒外假热，郁而成斑，故直名为阴斑也。须附、桂引火归之，误投凉药即死。实火误补亦死，最当详辨也。

若斑色紫唐本下有"而"字。小点者，心包热也。点大而紫，胃中热也。黑斑而光亮者，热胜毒盛，唐本作"热极毒炽"。虽属不治，若其人气血充者，或依法治之尚可救；若黑而晦者必死。若黑而隐隐，四旁赤色，火郁内伏，大用清凉透发，间有转红成[①]可救者。若夹斑带疹，皆是邪之不一，各随其部而泄。然斑属血者恒多，疹属气者不少。斑疹皆是邪气外露之象，发出唐本下有"之时"二字。宜神情清爽，为外解里和之意。如斑疹出而昏者，正不胜邪，内陷为患，或胃津内涸之故。

此论实火之斑疹也。点小即是从血络而出之疹，故热在心包。点大从肌肉而出为斑，故热在胃。黑而光亮者，元气犹充，故或可救。黑暗则元气败，必死矣。四旁赤色，其气血尚活，故可透发也。斑疹夹杂，经胃之热，各随其部而外泄。热邪入胃，本属气分，见斑则邪属于血者多矣；疹从血络而出，本属血分，然邪由气，而闭其血，方成疹也，必当两清气血以为治也。既出而反神昏，则正不胜邪而死矣。

雄按：上第十五章，详论温疫中斑疹证治之不同，唐氏移为第十六章，今订正之。

再有一种白㾦，小粒如水晶色者，杨云：平人夏月亦间有之。此湿热伤肺，邪虽出而气液枯也，必得甘药补之。或未至久延，伤及气液。乃湿郁卫分，汗出不彻之故，当理气分之邪。或白如枯骨者多凶，为气液竭也。

雄按：湿热之邪，郁于气分，失于轻清开泄，幸不传及他经，而从卫分发白㾦者，治当清其气分之余邪。邪若久郁，虽化白㾦，而气液随之以泄，故宜甘濡以补之。苟色白如枯骨者，

---

① 成：萃英书局本作"或"，唐大烈《吴医汇讲·温热证治》作"而"。

虽补以甘药，亦恐不及也。

上第十六章，唐氏移为第十七章，今订正之。

杨按：湿热素盛者，多见此证。然在温病中为轻证，不见有他患。其白如枯骨者，未经阅历，不敢臆断。

汪按：白？，前人未尝细论，此条之功不小。白如枯骨者，余曾见之，非惟不能救，并不及救，故俗医一见白㾦，辄以危言恐吓病家。其实白如水晶色者，绝无紧要，吾见甚多。然不知甘濡之法，反投苦燥升提，则不枯者亦枯矣。

再温热之病，看舌之后，亦须验齿。齿为肾之余，龈为胃之络，热邪不燥胃津，必耗肾液。且二经之血，皆走其地，病深动血，结瓣于上。阳血者色必紫，紫如干漆。阴血者色必黄，黄如酱瓣。阳血若见，安胃为主。阴血若见，救肾为要。然豆瓣色者多险，若证还不逆者，尚可治，否则难治矣。何以故耶？盖阴下竭，阳上厥也。

肾主骨，齿为骨之余。故齿浮龈不肿者，为肾火水亏也。胃脉络于上龈，大肠脉络于下龈，皆属阳明，故牙龈肿痛，为阳明之火。若湿入胃，则必连及大肠。血循经络而行，邪热动血而上结于龈。紫者为阳明之血，可清可泻。黄者为少阴之血，少阴血伤为下竭，其阳邪上亢而气厥逆，故为难治也。

雄按：上第十七章，唐氏移作第十八章，今订正之。

齿若光燥如石者，胃热甚也。若无汗恶寒，卫偏胜也，辛凉泄卫透汗为要。若如枯骨色者，肾液枯也，为难治。若上半截润，水不上承，心火上炎也，急急清心救水，俟枯处转润为妥。

胃热甚，而反恶寒者，阳内郁而表气不通，故无汗，而为卫气偏胜。当泄卫以透发其汗，则内热即从表散矣。凡恶寒而汗出者，为表阳虚，腠理不固，虽有内热，亦非实火矣。齿燥有光者，胃津虽干，肾气未竭也。如枯骨者，肾亦败矣，故难治也。上半截润，胃津养之，下半截燥，由肾水不能上滋其根，而心火燔灼，故急当清心救水，仲景黄连阿胶汤［4］主之。

若咬牙啮齿者，湿热化风，痉病。但咬牙者，胃热气走其络也。若咬牙而脉证皆衰者，胃虚无谷以内荣，亦咬牙也，何以故耶？虚则喜实也。舌本不缩而硬，而牙关咬定难开者，此非风痰阻络，即欲作痉证。用酸物擦之即开，木来泄土故也。

牙齿相啮者，以内风鼓动也。但咬不啮者，热气盛而络满，牙关紧急也。若脉证皆虚，胃无谷养，内风乘虚袭之入络，而亦咬牙。虚而反见实象，是谓虚则喜实，当详辨也。又如风痰阻络，为邪实，其热盛化风欲作痉者，或由伤阴而挟虚者，皆当辨也。

雄按：上第十八章，唐氏移作第十九章，今订正之。

若齿垢如灰糕样者，胃气无权，津亡湿浊用事，多死。而初病齿缝流清血，痛者，胃火冲激也；不痛者，龙火内燔也。齿焦无垢者死。齿焦有垢者，肾热胃劫也，当微下之，或玉女煎［47］清胃救肾可也。

齿垢，由肾热蒸胃中浊气所结。其色如灰糕，则枯败而津气俱亡，肾胃两竭，惟有湿浊用事，故死也。齿缝流清血，因胃火者出于龈，胃火冲激故痛；不痛者，出于牙根，肾火上炎故也。齿焦者，肾水枯；无垢，则胃液竭，故死。有垢者，火盛而气液未竭，故审其邪热甚者，以调胃承气微下其胃热。肾水亏者，玉女煎清胃滋肾可也。

雄按：上第十九章，唐氏移作第二十章，今订正之。以上三章，言温热诸证，可验齿而辨其治也。真发从来所未发。是于舌苔之外，更添一秘诀，并可垂为后世法。读者苟能隅反，则岂仅能辨识温病而已哉。

再妇人病温，与男子同，但多胎前产后，以及经水适来适断。大凡胎前病，古人皆以四物［48］加减用之。谓护胎为要，恐来害妊。如热极，用井底泥，蓝布浸冷，覆盖腹上等，皆是保护之意，但亦要看其邪之可解处。用血腻之药不灵，又当省察，不可认板法。然须步步护胎元，恐损正邪陷也。

保护胎元者，勿使邪热入内伤胎也。如邪犹在表分，当从开达外解。倘执用四物之说，则反引邪入内，轻病变重矣。杨云：此释极为明通。故必审其邪之浅深而治。为至要也。若邪热逼胎，急清内热为主。如外用泥布等盖覆，恐攻热内走，反与胎碍，更当详审，勿轻用也。总之，清热解邪，勿使伤动其胎，即为保护。若助气和气以达邪，犹可酌用。其补血腻药，恐反遏其邪也。雄按：此说固是，然究是议药不议病矣。如温热已烁营阴，则地黄未尝不可用。且《内经》曰：妇人重身，毒之何如？岐伯曰：有故无殒，亦无殒也。大积大聚，其可犯也，衰其大半而止，不可过也。故如伤寒阳明实热证，亦当用承气下之，邪去则胎安也。盖病邪浅则在经，深则在腑。而胎系于脏，攻其经腑，则邪当其药，与脏无碍。雄按：此释极通，而竟忘却温热传营入血之证。本文但云不可认板法，非谓血药无可用之证也。若妄用补法以闭邪，则反害其胎矣。倘邪已入脏，虽不用药，其胎必殒而命难保，雄按：亦须论其邪入何脏。所以经言"有故无殒者"，谓其邪未入脏，攻其邪，亦无殒胎之害也。杨云：有故无殒者，有病则病当之也，不必增入"邪未入脏"之说，以滋荧惑。故要在辨证明析，用法得当，非区区四物所能保胎者也，故先生曰：须看其邪之可解处，不可认板法，至哉言乎！

至于产后之法，按方书谓慎用苦寒，恐伤其已亡之阴也。然亦要辨其邪，能从上中解者，稍从证用之，亦无妨也。不过勿犯下焦，且属虚体，当如虚怯人病邪而治。总之，无犯"**实实虚虚**"之禁。况产生当气血沸腾之候，最多空窦，邪势必乘虚内陷，虚处受邪为难治也。雄按：余医案中所载，产后温热诸证治，皆宜参阅，兹不赘。

徐洄溪曰：产后血脱，孤阳独旺，虽石膏、犀角，对证亦不禁用。而世之庸医，误信产后宜温之说，不论病证，皆以辛热之药戕其阴，而益其火，无不立毙，我见甚多。惟叶案中绝无此弊，足征学有渊源。

魏柳洲曰：近时专科及庸手，遇产后一以燥热温补为事，杀人如麻。雄按：不挟温热之邪者且然，况兼温热者乎。

吴鞠通曰：产后温证，固云治上不犯中，然药反不可过轻，须用多备少服法，中病即已，所谓无粮之师，利于速战。若畏产后虚怯，用药过轻，延至三四日后，反不能胜药矣。

如经水适来适断，邪将陷唐本下有"于"字。**血室。少阳伤寒，言之详悉，不必多赘，但数动与正伤寒不同。仲景立小柴胡汤[49]，提出所陷热邪。参、枣**唐本下有"以"字。**挟胃气，以冲脉隶属阳明也，此与**唐本作"惟"。**虚者为合治。若热邪陷入与血相结者，当从陶氏小柴胡汤，去参、枣，加生地、桃仁、楂肉、丹皮，或犀角等。若本经血结自甚，必少腹满痛，轻者，刺期门；重者，小柴胡汤去甘药，加延胡、归尾、桃仁；挟寒，加肉桂心；气滞者，加香附、陈皮、枳壳等。**沈月光用柴胡、秦艽、荆芥、香附、苏梗、厚朴、枳壳、当归、芍药、益母草、木通、黄芩，名和血逐邪汤，姜衣少许为引，治伤寒热入血室，气滞血瘀，而胸满腹胀痛甚者，甚效。**然热陷血室之证，多有谵语如狂之象，防是阳明胃**

实，唐本作"与阳明胃实相似"，下有"此种病机"四字。**当辨之。**唐本作"最须辨别"。**血结者，身体必重，非若阳明之轻旋便捷者，**唐本无"旋捷"二字。**何从故耶？阴主重浊，络脉被阻，**唐本下有"身之"二字。**侧旁气痹，连**唐本下有"及"字。**胸背皆拘束不遂，**唐本作"皆为阻窒"。**故去邪通络，正合其病。往往延久，上逆心包，胸中**唐本下有"痹"字。**痛，即陶氏所谓血结胸也。王海藏出一桂枝红花汤**[50]，**加海蛤、桃仁，原是表里上下，一齐尽解之理。看**唐本无此字。**此方大有巧手，**唐本作"妙焉"。**故录出以备学者之用。**唐本无此句。

　　数动未详，或"数"字是"变"字之误，更俟明者正之。冲脉为血室，肝所主，其脉起于气街。气街，阳明胃经之穴，故又隶属阳明也。邪入血室，仲景分浅深而立两法。其邪深者，云如结胸状，谵语者，刺期门，随其实而泻之，是从肝而泄其邪，亦即陶氏之所谓血结胸也。其邪浅者，云往来寒热如疟状，而无谵语，用小柴胡汤，是从胆治也。盖往来寒热，是少阳之证，故以小柴胡汤提少阳之邪，则血室之热亦可随之而外出，以肝胆为表里，故深则从肝，浅则从胆，以导泄血室之邪也。今先生更详证状，并采陶氏王氏之方法，与仲景各条合观，诚为精细周至矣。其言小柴胡汤，惟虚者为合法，何也？盖伤寒之邪，由经而入血室，其胃无邪，故可用参、枣。若温热之邪，先已犯胃，后入血室，故当去参、枣。惟胃无邪，及中虚之人，方可用之耳。雄按：世人治疟，不论其是否为温热所化，而一概执用小柴胡汤，以实其胃，遂致危殆者最多。须知伤寒之用小柴胡汤者，正防少阳经邪乘虚入胃，故用参、枣，先助胃以御之。其与温热之邪来路不同，故治法有异也。汪按：此谓温热之邪，与伤寒来路不同，故治法有异是也。至云"伤寒，胃中无邪"，又云"防少阳之邪，乘虚入胃"，则似未安。夫伤寒传经，由太阳而阳明，而少阳，故有太阳阳明、有正阳阳明、有少阳阳明，岂有少阳受邪，而阳明不受邪者。亦岂有防少阳之邪倒传阳明之理乎？

雄按：温邪热入血室有三证，如经水适来，因热邪陷入，而搏结不行者，此宜破其血结；若经水适断，而邪乃乘血舍之空虚以袭之者，宜养营以清热；其邪热传营逼血妄行，致经未当期而至者，宜清热以安营。

上第二十章，唐氏作第二十一章。其小引云：温证论治二十则，乃先生游于洞庭山，门人顾景文，随之舟中，以当时所语信笔录记，一时未加修饰，是以词多诘屈，语亦稍乱，读者不免晦口。大烈不揣冒昧，窃以语句少为条达，前后少为移掇，惟使晦者明之。至先生立论之要旨，未敢稍更一字也。章氏诠释，亦从唐本。雄谓：原论次序，亦既井井有条，而词句之间，并不难读，何必移前掇后，紊其章法。而第三章，如玉女煎，去其"如"字之类，殊失庐山真面目矣。兹悉依华本订正之。

叶香岩三时伏气外感篇

春温一证，由冬令收藏未固。昔人以冬寒内伏，藏于少阴，入春发于少阳，以春木内应肝胆也。寒邪深伏，已经化热，昔贤以黄芩汤为主方。苦寒直清里热，热伏于阴，苦味坚阴，乃正治也。知温邪忌散，不与暴感门同法。若因外邪先受，引动在里伏热，必先辛凉，以解新邪。自注：葱豉汤[51]。继进苦寒，以清里热。况热乃无形之气，时医多用消滞，攻治有形，胃汁先涸，阴液劫尽者多矣。雄按：新邪引动伏邪者，初起微有恶寒之表证。

徐洄溪曰：皆正论也。

章虚谷曰：或云，人身受邪，无不即病，未有久伏过时而发者。其说甚似有理，浅陋者莫不遵信为然，不知其悖经义，又从而和之。夫人身内脏腑，外营卫，于中十二经，十五络，三百六十五孙络，六百五十七穴。细微幽奥，曲折难明。今以一郡一邑之地，匪类伏匿，犹且不能觉察，况人身经穴之渊邃隐微。而邪气如烟之渐熏，水之渐积，故如《内经》论痛诸积，皆由初感外邪伏而不觉，以致渐侵入内所成者也。安可必谓其随感即病，而无伏邪者乎？又如人之痘毒，其未发时，全然不觉，何以又能伏耶？由是言之，则《素问》所言"冬伤寒，春病温"，非谰语矣。

雄按：藏于精者，春不病温。小儿之多温病何耶？良以冬暖而失闭藏耳。夫冬岂年年皆暖欤？因父母以姑息为心，惟恐其冻，往往衣被过厚，甚则戕之以裘帛。富家儿多夭者，半由此也。虽天令潜藏，而真气已暗为发泄矣。温病之多，不亦宜乎。此理不但幼科不知，即先贤亦从未道及也。汪按：惟洄溪尝略论及之耳。

风温者，春月受风，其气已温。雄按：此言其常也。冬月天暖，所感亦是风温。春月过冷，亦有风寒也。**经谓"春病在头，治在上焦"。肺位最高，邪必先伤。此手太阴气分先病，失治则入手厥阴心包络，血分亦伤。盖足经顺传，如太阳传阳明，人皆知之。肺病失治，逆传心包络，人多不知者。俗医见身热咳喘，不知肺病在上之旨，妄投荆、防、柴、葛，加入枳、朴、杏、苏、菔**

子、楂、麦、橘皮之属，辄云解肌消食。有见痰喘，便用大黄、礞石滚痰丸，大便数行，上热愈结。幼稚谷少胃薄，表里苦辛化燥，胃汁已伤，复用大黄，大苦沉降丸药，致脾胃阳和伤极，陡变惊痫，莫救者多矣。

自注：风温肺病，治在上焦。夫春温忌汗，初病投剂宜用辛凉。若杂入消导发散，徐云：须对证亦可用。不但与肺病无涉，劫尽胃汁，肺乏津液上供，头目清窍，徒为热气熏蒸，鼻干如煤，目瞑或上窜，无泪，或热深肢厥，狂躁，溺涩，胸高气促，皆是肺气不宣化之征。斯时若以肺药少加一味清降，使药力不致直趋肠中，雄按：所谓"非轻不举也"，重药则直过病所矣。而上痹可开，诸窍自爽。无如市医金云结胸，皆用连、蒌、柴、枳，苦寒直降，致闭塞愈甚，告毙者多。

又此证初因发热喘嗽，首用辛凉，清肃上焦，徐云：正论。如薄荷、连翘、牛蒡、象贝、桑叶、沙参、栀皮、姜皮、花粉。若色苍，热胜烦渴，用石膏、竹叶，辛寒清散。痧疹亦当宗此。若日数渐多，邪不得解，芩、连、凉膈亦可用。至热邪逆传膻中，神昏目瞑，鼻窍无涕，诸窍欲闭，其势危急，必用至宝丹[41]，或牛黄清心丸[40]。徐云：急救非此不可。病减后余热，只甘寒清养胃阴足矣。

春月暴暖忽冷，先受温邪，继为冷束，咳嗽痰喘最多。辛解凉温，只用一剂，大忌绝谷。若甚者，宜昼夜竖抱勿倒，三、四日。徐云：秘诀。夫轻为咳，重为喘，喘急则鼻掀胸挺。

自注：春温，皆冬季伏邪，详于大方诸书。幼科亦有伏邪，雄按：人有大小，感受则一也。治从大方。雄按：感受既一，治法亦无殊。奈大方明于治温者罕矣，况幼科乎。然暴感为多，如头痛，恶寒，发热喘促，鼻塞声重，脉浮无汗，原可表散。春令温舒，辛温宜少用，阳经表药最忌混乱。至若身热，咳喘有痰之证，只宜肺药清解，泻白散［54］加前胡、牛蒡、薄荷之属。消食药，只宜一二味。雄按：此为有食者言也。若二便俱通者，消食少用。须辨表、里、上、中、下何者为急施治。

又春季温暖，风温极多，温变热最速。若发散风寒，消食，劫伤津液，变证尤速。雄按：沈尧封云：温亦火之气也。盖火之微者曰温，火之甚者曰热。三时皆有，惟暑为天上之火，独盛于夏令耳。

初起咳嗽喘促，通行用：薄荷、汗多不用。连翘、象贝、牛蒡、花粉、桔梗、沙参、木通、枳壳、橘红。表解热不清，用黄芩、连翘、桑皮、花粉、地骨皮、川贝、知母、山栀。

备用方：黄芩汤［9］，葱豉汤［51］，凉膈散［42］，清心凉膈散［52］，苇茎汤［53］，泻白散［54］，葶苈大枣汤［55］，白虎汤［7］，至宝丹［41］，牛黄清心丸［40］，竹叶石膏汤［56］，喻氏清燥救肺汤［57］。

里热不清，朝上凉，晚暮热，即当清解血分，久则滋清养阴。若热陷神昏，痰升喘促，急用牛黄丸［40］、至宝丹［41］之属。

风温，乃肺先受邪，遂逆传心包，治在上焦，不与清胃攻下同法。幼科不知，初投发散消食不应，改用柴、芩、瓜蒌、枳实、黄连，再下夺不应，多致危殆。皆因不明手经之病耳。雄按：婆心苦口，再四叮咛。舌敝耳聋，可为太息。

若寒痰阻闭，亦有喘急胸高，不可用前法，用三白［22］吐之，或妙香丸［58］。

夏为热病，然夏至已前，时令未为大热。经以"先夏至病温，后夏至病暑"。温邪前已申明，暑热一证，雄按：《阴阳大论》云：春气温和，夏气暑热。是暑即热也，原为一证，故夏月中暑，仲景标曰中热也。昔人以动静分为暑热二证，盖未知暑为何气耳。**医者易眩。夏暑发自阳明，古人以白虎汤**［7］**为主方。后贤刘河间，创议迥出诸家，谓温热时邪，当分三焦投药，以苦、辛、寒为主。若拘六经分证，仍是伤寒治法，致误多矣**。徐云：能分六经者亦鲜矣。**盖伤寒外受之寒，必先从汗解，辛温散邪是已。口鼻吸入之寒，即为中寒阴病，**徐云：亦不尽然。**治当温里，分三阴见证施治。若夫暑病，专方甚少，皆因前人略于暑，详于寒耳。考古如《金匮》暑、暍、痉之因，而洁古以动静分中暑、中热，各具至理，**雄按：虽有至理，而强分暑热，名已不正矣。**兹不概述。论幼科病暑热夹杂别病有诸，而时下不外发散消导，加入香薷一味，或六一散**［59］**一服。考《本草》，香薷，辛温，发汗，能泄宿水。夏热气闭无汗，渴饮停水，香薷必佐杏仁。以杏仁苦降泄气，大顺散**［60］**取义若此**。徐云：大顺散非治暑之方，乃治暑月伤冷之方也，何得连类及之夹杂矣。雄按：上言香薷，治渴饮停水，佐杏仁，以降泄，故曰大顺散之义亦若此也。**长夏湿令，暑必兼湿。**雄按：此言长夏湿旺之令，暑以蒸之，所谓土润溽暑，故暑湿易于兼病，犹之冬月风寒每相兼感。**暑伤气分，湿亦伤气。汗则耗气伤阳，胃汁大受劫烁，变病由此甚多。发泄司令，里真自虚。张凤逵云：暑病首用辛凉，继用甘寒，再用酸泄酸敛，不必用下，可称要言不烦矣。然幼科因暑热蔓延，变生他病。**雄按：大方何独不然，学者宜知隅反。兹摘其概。

暑邪必挟湿，雄按：暑令湿盛，必多兼感，故曰挟。犹之寒邪挟食，湿证兼风，俱是二病相兼，非谓暑中必有湿也。故论暑者，须知为天上烈日之炎威，不可误以湿热二气并作一气始为暑也。而治暑者，须知其挟湿为多焉。状如外感风寒，忌用柴、葛、羌、防。如肌表热无汗，辛凉轻剂无误。香薷辛温，气升，热服易吐。佐苦降，如杏仁、黄连、黄芩，则不吐。宣通上焦，如杏仁、连翘、薄荷、竹叶。

暑热深入，伏热烦渴，白虎汤[7]，六一散[59]。雄按：无湿者，白虎汤；挟湿者，六一散，须别。

暑病头胀如蒙，皆热盛上炽，白虎，竹叶。酒湿食滞者，加辛温通里。

夏令受热，昏迷若惊，此为暑厥，雄按：受热而迷，名曰暑厥。譬如受冷而仆，名寒厥也。人皆知寒之即为冷矣，何以不知暑之为热乎。**即热气闭塞孔窍所致。其邪入络，与中络同法，牛黄丸[40]、至宝丹[41]芳香利窍可效。**徐云：妙法。雄按：紫雪[61]亦可酌用。**神苏已后，用清凉血分，如连翘心、竹叶心、元参、细生地、鲜生地、二冬之属。**雄按：暑是火邪，心为火脏，邪易入之。故治中暑者，必以清心之药为君。**此证初起，大忌风药。**雄按：火邪得风药而更炽矣。**初病暑热伤气，**雄按：所谓"壮火食气也"。**竹叶石膏汤[56]，或清肺轻剂。**雄按：火邪克金，必先侵肺矣。**大凡热深厥深，四肢逆冷，**魏柳洲曰：火极似水，乃物极必反之候。凡患此为燥热温补所杀者多矣。哀哉！盖内真寒而外假热，诸家尝论之矣。内真热而外假寒，论及者罕也。雄按：道光甲辰，六月初一日至初四日，连日酷热异常，如此死者，道路相接，余以神犀丹[96]、紫雪[61]二方救之，极效。**但看面垢，齿燥，二便不通，或泻不爽为是，大忌误认伤寒也。**雄按：尤忌误以暑为阴邪，或指暑中有湿，而妄投温燥渗利之药也。

上暑厥。雄按：王节斋云：夏至后病为暑，相火令行，感之自口齿入，伤心包络经。其则火热制金，不能平木，而为暑风。张兼善云：清邪中上，浊邪中下。其风寒湿，皆地之气，所以俱中足经。惟暑乃天之气，系清邪，所以中手少阴心经。

幼儿断乳纳食，值夏月，脾胃主气，易于肚膨泄泻，足心

热，形体日瘦，或烦渴，喜食，渐成五疳积聚。当审身体之强弱，病之新久。有余者，疏胃清热；食入粪色白或不化，健脾佐消导清热；若湿热内郁，虫积腹痛，<small>徐云：此证最多。</small>导滞驱虫微下之，缓调用肥儿丸之属。

上热疳。

夏季秋热，小儿泄泻，或初愈未愈，满口皆生疳蚀，尝有阻塞咽喉致危者。此皆在里湿盛生热，热气蒸灼，津液不生，湿热偏伤气分。治在上焦，或佐淡渗。<small>徐云：须用外治。</small>世俗常刮西瓜翠衣治疳，<small>徐云：合度。</small>取其轻扬渗利也。

上口疳。

夏季湿热郁蒸，脾胃气弱，水谷之气不运，湿著内蕴为热，渐至浮肿腹胀，小水不利。治之非法，水湿久渍，逆行犯肺，必生咳嗽喘促，甚则坐不得卧，俯不得仰，危期速矣。大凡喘必生胀，胀必生喘。方书以先喘后胀，治在肺；先胀后喘，治在脾，亦定论也。《金匮》有风水、皮水、石水、正水、黄汗，以分表里之治，河间有三焦分消，子和有磨积逐水，皆有奥义。学者不可不潜心体认，难以概述。阅近代世俗论水、湿、喘、胀之证，以《内经》开鬼门取汗为表治；分利小便、洁净府为里治；经旨《病能篇》谓"诸湿肿满，皆属于脾"，以健脾燥湿为稳治。治之不效，技穷束手矣。不知凡病皆本乎阴阳，通表利小便，乃宣经气、利腑气，是阳病治法；暖水脏、湿脾胃、补土以驱水，是阴病治法。治肺痹以轻开上，治脾必佐温通。若阴阳表里乖违，脏真日漓，阴阳不运，亦必作胀。治以通阳，乃可奏绩，如《局方》禹余粮丸 [62]。甚至三焦交阻，必用分消；肠胃窒塞，必用下夺。然不得与伤寒实热同例，擅投硝、黄、枳、朴，扰动阴血。若太阴脾脏，饮湿阻气，温之补之不应，欲用下法，少少甘遂为丸可也。徐云：亦太峻。**其治实证，选用方法备采。**雄按：叶氏《景岳发挥》有"因喘而肿，当以清肺为要"之论，宜参。若水湿侵脾，发肿致喘，治当补土驱水。设水气上凌心包，变呃更危。陈远公云：用苡仁、茯神各一两，白术、苍术各三钱，半夏、陈皮各一钱，丁香五分，吴萸三分，名止呃汤，二剂可安。

喘胀备用方：徐云：太猛厉者，不可轻用。葶苈大枣汤[55]，泻白散[54]，大顺散[60]，牡蛎泽泻散[63]，五苓散[21]，越婢汤[64]，甘遂半夏汤[65]，控涎丹[66、67]，五子五皮汤[68]，子和桂苓汤[69]，禹功丸[70]，茯苓防己汤[71]，中满分消汤[72、73]，小青龙汤[74]，木防己汤[75]。

吐泻一证，幼儿脾胃受伤，陡变惊搐最多。徐云：此证多是痰湿。**若是不正秽气触入，或口食生冷，套用正气散[76、77]、六和汤[78]、五积散[79]之类。正气受伤，肢冷呃忒，呕吐自利，即用钱氏益黄散[80、81]。有痰，用星附六君子汤[82]、理中汤[45]等。倘热气深伏，烦渴引饮，呕逆者，连香饮**缺。黄连竹茹橘皮半夏汤[83]。**热闭神昏，用至宝丹[41]；塞闭，用来复丹[84]。**

稚年夏月，食瓜果，水寒之湿著于脾胃，令人泄泻，其寒湿积聚，未能遽化热气，必用辛温香窜之气。古方中消瓜果之积，以丁香、肉桂，或用麝香。今七香饼[85]治泻亦祖此意。其平胃散[86]、胃苓汤[87]亦可用。雄按：此非温热为病，何必采入。缘夏月此等证候甚多，因畏热贪凉而反生寒湿之病，乃夏月之伤寒也。虽在暑令，实非暑证，昔人以阴暑名之，谬矣。譬如避火而溺于水，拯者但可云出之于水，不可云出之于阴火也。

疟之为病，因暑而发者居多。雄按：可谓一言扼要。奈世俗惟知小柴胡汤为治，误人多矣。**方书虽有痰、食、寒、热、瘴、疬之**

互异，幼稚之疟多因脾胃受病。雄按：因暑而发者，虽大人之疟，无不病于脾胃。以暑多兼湿，脾为土脏，而胃者以容纳为用，暑邪吸入，必伏于此也。**然气怯神昏，初病惊痫厥逆为多。在夏秋之时，断不可认为惊痫。大方疟证须分十二经，与咳证相等。若幼科，庸俗但以小柴胡去参，或香薷、葛根之属。**雄按：举世无不尔，于幼科乎何尤。**不知柴胡劫肝阴，葛根竭胃汁，致变屡矣。**雄按：柴葛之弊二语，见林北海重刊"张司农《治暑全书》"，叶氏引用，原非杜撰，泂溪妄评，殊欠考也。**幼稚纯阳，暑为热气，**雄按：在天为暑，在地为热，故暑即热之气也。昔人谓有阴暑者，已极可笑。其分中热、中暑为二病者，是析一气而两也。又谓暑合湿热而成者，是并二气而一也，奚可哉。**证必热多烦渴。邪自肺受者，桂枝白虎汤［89］二进必愈。其冷食不运，有足太阴脾病见证，初用正气［76、77］。或用辛温，如草果、生姜、半夏之属。**雄按：切记。此是治暑月因寒湿而病之法。**方书谓草果治太阴独胜之寒，知母治阳明独胜之热。疟久色夺，唇白汗多，馁弱，必用四兽饮［90］。**雄按：邪去而正衰，故可用此药。**阴虚内热，必用鳖甲、首乌、知母，便渐溏者忌用。久疟营伤寒胜，加桂、姜。拟初、中、末疟门，用药于左。**雄按：叶氏《景岳发挥》内所论疟痢诸候宜参。

初病暑风湿热疟药：

脘痞闷，枳壳、桔梗、杏仁、厚朴、二味喘最宜。瓜蒌皮、山栀、香豉。

头痛宜辛凉轻剂，连翘、薄荷、赤芍、羚羊角、蔓荆子、滑石。淡渗清上。

重则用石膏，口渴用花粉，烦渴用竹叶石膏汤［56］，热甚则用黄芩、黄连、山栀。

夏季身痛，属湿，羌、防辛温宜忌，宜用木防己、蚕砂。

雄按：豆卷可用。**暑热邪伤，初在气分，日多不解，渐入血分，反渴不多饮，唇舌绛赤，芩、连、膏、知不应，必用血药，量佐清气热一味足矣。**

轻则用青蒿、丹皮汗多忌、犀角、竹叶心、元参、鲜生地、细生地、木通亦能发汗、淡竹叶。汪按：此乃淡竹叶草，故与竹叶心别。若热久痞结，泻心汤选用。

夏月热久，入血最多，蓄血一证，徐云：历练之言。**谵语，昏狂，看法以小便清长、大便必黑为是，桃核承气汤［88］为要药。**

疟多用乌梅，以酸泄木安土之意。雄按：邪未衰者忌之。用常山、草果，乃劫其太阴之寒。以常山极走，使二邪不相并之谓。徐云：兼治痰。雄按：内无寒痰者，不可浪用。用人参、生姜，曰露姜饮［91］，一以固元，一以散邪，取通神明、去秽恶之义。雄按：必邪衰而正气已虚者可用此。总之，久疟气馁，凡壮胆气，皆可止疟，未必真有疟鬼。雄按：有物凭之者，间或有之，不必凡患疟疾皆有祟也。又疟疾既久，深入血分，或结疟母，鳖甲煎丸［92］。设用煎方，活血通络可矣。徐忠可云：幼儿未进谷食者，患疟久不止，用冰糖浓汤。余试果验。徐云：亦一单方。汪按：冰糖用秋露水煎尤良。雄按：食谷者，疟久不止，须究其所以不止而治之。

痢疾一证，古称滞下，盖里有滞浊而后下也。但滞在气，滞在血，冷伤热伤，而滞非一。今人以滞为食，但以消食，并令禁忌饮食而已。雄按：更有拘泥"吃不死之痢疾"一言，不论痢属何邪，邪之轻重，强令纳食，以致剧者，近尤多也。盖所谓吃不死之痢疾者，言痢之能吃者，乃不死之证，非恶谷而强食也。

夫疟痢皆起夏秋，都因湿热郁蒸，以致脾胃水谷不运，湿热灼气，血为黏腻，先痛后痢，痢后不爽。若偶食瓜果水寒即病，未必即变为热，先宜辛温疏利之剂。雄按：虽未必即化为热，然有暑湿内郁，本将作痢，偶食生冷，其病适发者，仍须察脉证而施治法，未可据以为寒证也。余见多矣，故仅赘之。若脓血几十行，疠痛后重，初用宣通驱热，如芩、连、大黄，必加甘草以缓之。非如伤寒粪坚，须用芒硝，咸以软坚，直走破泄至阴。此不过苦能胜湿，寒以逐热，足可却病。古云：行血则便脓愈，导气则后重除。行血凉血，如丹皮、桃仁、延胡、黑楂、归尾、红花之属；导气，如木香、槟榔、青皮、枳、朴、橘皮之属。世俗通套，不过如此。盖疟伤于经，犹可延挨。痢关乎脏，误治必危。诊之大法，先明体质强弱，肌色苍嫩。更询起居致病因由。初病体坚质实，前法可遵。久病气馁神衰，虽有腹痛后重，亦宜详审，不可概以攻积清夺施治。

噤口不纳水谷，下痢，都因热升浊攻，必用大苦。如芩、连、石莲清热，人参辅胃益气，热气一开，即能进食。药宜频频，进二三日。徐云：人参必同清热之药用便为合度。

小儿热病最多者，以体属纯阳，六气著人，气血皆化为热也。雄按：大人虽非纯阳，而阴虚体多，客邪化热亦甚易也。饮食不化，蕴蒸于里，亦从热化矣。然有解表已复热，攻里热已复热，利小便愈后复热，养阴滋清，热亦不除者，张季明谓"元气无所归著，阳浮则倏热"矣，六神汤［93］主之。

秋深初凉，稚年发热咳嗽，雄按：大人亦多病此。证似春月风温证。但温乃渐热之称，凉即渐冷之意。春月为病，犹是冬令固密之余；秋令感伤，恰值夏月发泄之后，其体质之虚实不同。徐云：通人之言也。但温自上受，燥自上伤，理亦相等，均是肺气受病。世人误认暴感风寒，混投三阳发散，津劫燥甚，喘急告危。若果暴凉外束，身热痰嗽，只宜葱豉汤［51］，或苏梗、前胡、杏仁、枳、桔之属，仅一二剂亦可。更有粗工，亦知热病与泻白散［54］加芩、连之属，不知愈苦助燥，必增他变。当以辛凉甘润之方，气燥自平而愈，慎勿用苦燥劫烁胃汁。雄按：夏令发泄，所以伏暑之证多于伏寒也。

秋燥一证，气分先受，治肺为急。若延绵数十日之久，病必入血分，又非轻浮肺药可治。须审体质证端，古谓治病当活泼泼地，如盘走珠耳。

沈尧封曰：在天为燥，在地为金，燥亦五气之一也。雄按：以五气而论，则燥为凉邪。阴凝则燥，乃其本气。但秋燥二字，皆从火者，以秋承夏后，火之余焰未息也。若火既就之，阴竭则燥，是其标气。治分温润、凉润二法。然金曰从革，故本气病少，标气病多，此圣人制字之所以从火，而《内经》云：燥者润之也。海峰云：燥气胜复，片言而析，是何等笔力。然燥万物者，莫熯乎火，故火未有不燥，而燥未有不从火来。温热二证，论火即所以论燥也。若非论燥，仲景条内两"渴"字从何处得来。且《热病》条云"口燥渴"，明将燥字点出。喻氏云：古人以燥热为暑，故用白虎汤主治，此悟彻之言也。明乎此。则温热二证，火气兼燥，夫复何疑。雄按：今人以暑为阴邪，又谓暑中有湿，皆呓语也。

徐洄溪曰：此卷议论，和平精切，字字金玉，可法可传，得古人之真诠而融化之。不仅名家，可称大家矣。敬服！敬服！

黄退庵曰：先生乃吴中之名医也。始习幼科，后学力日进，扩充其道于内科一门，可称集大成焉。论温证，虽宗河间，而用方工细，可谓青出于蓝。但欲读其书者，须先将仲景以下诸家之说用过工夫，然后深究叶氏方意所从来，庶不为无根之萍也。

雄按：叶氏《医案》，乃后人所辑。惟此卷《幼科要略》，为先生手定。华氏刻于《医案》后以传世，徐氏以为字字金玉。奈大方家视为幼科治法，不过附庸于此集，皆不甚留意。而习幼科者，谓此书为大方之指南，更不过而问焉。即阐发叶氏，如东扶、鞠通、虚谷者，亦皆忽略而未之及也。余谓虽为小儿说法，大人岂有他殊。故于《温热论》后，附载春温、夏暑、秋燥诸条，举一反三，不仅为活幼之慈航矣。

卷　四

陈平伯外感温病篇

雄按：此与下篇相传为陈、薛所著，究难考实，姑从俗以标其姓字，俟博雅正之。

盖闻外感不外六淫，而民病当分四气。治伤寒家，徒守发表攻里之成方，不计辛热苦寒之贻害，遂使温热之旨蒙昧不明。医门缺典，莫此甚焉。祖恭不敏，博览群书，广搜载籍，而恍然于温热病之不可不讲也。《内经》云：冬不藏精，春必病温。盖谓冬令严寒，阳气内敛，人能顺天时而固密，则肾气内充。命门为三焦之别使，亦得固腠理而护皮毛。虽当春令升泄之时，而我身之真气，则内外弥纶，不随升令之泄而告匮。纵有客邪，安能内侵？是《内经》所以明致病之原也。然但云冬不藏精，而不及他时者，以冬为水旺之时，属北方寒水之化。于时为冬，于人为肾，井水温而坚冰至，阴外阳内，有习坎之义，故立言归重于冬。非谓冬宜藏，而他时可不藏精也。雄按：喻氏云：春夏之病皆起于冬至，而秋冬二时之病皆起于夏。夏月藏精，则热邪不能侵，与冬月之藏精，而寒邪不能入者无异也。故丹溪谓夏月必独宿，淡味保养金水二脏，尤为摄生之仪式焉。即春必病温之语，亦是就近指点。总见里虚者表不固，一切时邪皆易感受，学者可因此而悟及四时六气之为病矣。雄按：此论冬不藏精，春易病温之理甚通。惟不知有伏气为病之温，是其蔽也。陈氏此篇与鞠通《条辨》，皆叶氏之功臣。然《幼科要略》明言有伏气之温、热二家，竟未细绎，毋乃疏乎？二家且然，下此者更无论矣。《难经》云：**伤寒有五：有伤寒，**雄按：麻黄汤证是也。**有中风，**雄按：桂枝汤证是也。**有风温，**雄按：冬温、春温之外受者。**有热病，**雄按：即暑病也，又谓之暍。**有湿温。**雄按：即暑兼湿为病也，亦曰湿热。**夫统此风、寒、湿、热之邪，而皆名之曰伤寒者，亦早鉴于寒脏受伤，外邪得入，故探其本，而皆谓之伤寒也。**雄按：仲景本论治法，原有区别，界画甚严。后人不察，罔知所措，多致误人。兹余辑此专论，以期了然于学者之心目也。**独是西北地，风高土燥，风寒之为病居多。**雄按：亦不尽然。**东南地卑水湿，湿热之伤人独甚。从来风寒伤形，伤形者，定从表入。湿热伤气，伤气者，不尽从表入。故治伤寒之法，不可用以治温热也。夫温者，暖也，热也，非寒之可比也。风邪外束，则曰风温。湿邪内侵，则曰湿温。纵有微寒之兼袭，不同栗冽之严威。是以发表宜辛凉，不宜辛热。清里宜泄热，不宜逐热。**雄按：亦有宜逐者，总须辨证耳。**盖风不兼寒，即为风火。湿虽化热，终属阴邪。**雄按：湿固阴邪，其兼感热者，则又不可谓之阴矣。**自昔仲景著书，不详温热，遂使后人各呈家伎，漫无成章。而凡大江以南，病温多而病寒少。**雄按：北省温病亦多于伤寒。**投以发表不远热、攻里不远寒诸法，以致死亡接踵也，悲夫！**雄按：篇中非伏气之说，皆为节去，弃瑕录瑜后皆仿此。

　　风温为病，春月与冬季居多。或恶风，或不恶风，必身热，咳嗽，烦渴，此风温证之提纲也。

　　自注：春月风邪用事，冬初气暖多风，雄按：冬暖不藏，不必定在冬初也。故风温之病，多见于此。但风邪属阳，阳邪从阳，必伤卫气。人身之中肺主卫，又胃为卫之本。是以风温外薄，肺胃内应；风温内袭，肺胃受病。其温邪之内外有异形，而肺胃之专司无二致。故恶风为或有之证，而热渴、咳嗽为必有之证也。三复仲景书，言温病者再。一则曰：太阳病，发热而渴。不恶寒者，为温病。此不过以"不恶寒而渴"之证，辨伤寒与温病之异，而非专为风温叙证也。雄按：此言伏气发为春温，非冬春所感之风温，故曰，太阳病。以太阳为少阴之表也。再则曰：发汗已，身灼热者，名曰风温。夫灼热因于发汗，其误用辛热，发汗可知。仲景复申之曰：风温为病，脉阴阳俱浮，自汗出，身重多眠睡，鼻息必鼾，语言难出。凡此皆误汗劫液后变见之证，非温病固有之证也。续云：若被下者，直视失溲；若被火者，发黄色，剧则如惊痫状，时瘛疭；若火熏之，一逆尚引日，再逆促命期。亦止详用下用火之变证，而未言风温之本来见证也。雄按：此言温病误汗，热极生风，故曰风温，乃内风也，非冬春外感之风温。陈氏不知有伏气春温之病，强为引证，原可删也。然病之内外虽殊，证之属温则一，姑存之以为后学比例。然从此细参，则知风温为燥热之邪。燥令从金化，燥热归阳明，故肺胃为温邪必犯之地。且可悟风温为燥热之病，燥则伤阴，热则伤津。泄热和阴，又为风温病一定之治法也，反此即为逆矣。用是不辞僭越，而于仲景之无文处求文，无治处索治。叙证施治，列为条例，知我罪我，其在斯乎。雄按：外感温病，仲圣虽未言，而叶氏已详论矣。

风温证，身热畏风，头痛咳嗽，口渴，脉浮数，舌苔白者，邪在表也。当用薄荷、前胡、杏仁、桔梗、桑叶、川贝之属，凉解表邪。杨云：前胡、桔梗，一降一升，以泄肺邪诚善，然桔梗宜少用。

自注：风属阳邪，不挟寒者为风温。阳邪必伤阳络，是以头痛畏风；邪郁肌表，肺胃内应，故咳嗽口渴，苔白；邪留于表，故脉浮数。表未解者，当先解表，但不同于伤寒之用麻、桂耳。

雄按：何西池云：辨痰之法，古人以黄稠者为热，稀白者为寒。此特言其大概，而不可泥也。以外感言之，伤风咳嗽，痰随嗽出，频数而多，色皆稀白。误作寒治，多致困顿。盖火盛壅逼，频咳频出，停留不久，故未至于黄稠耳。迨火衰气平，咳嗽渐息，痰之出者，半日一口，反黄而稠。缘火不上壅，痰得久留，受其煎炼使然耳。故黄稠之痰，火气尚缓而微，稀白之痰，火气反急而盛也。此皆当用辛凉解散，而不宜于温热者。推之内伤亦然，孰谓稀白之痰必属于寒哉。总须临证细审，更参以脉，自可见也。

风温证，身热咳嗽，自汗口渴，烦闷脉数，舌苔微黄者，热在肺胃也。当用川贝、牛蒡、桑皮、连翘、橘皮、竹叶之属，凉泄里热。

此温邪之内袭者。肺热则咳嗽汗泄，胃热则口渴烦闷，苔白转黄，风从火化，故以清泄肺胃为主。

雄按：苔黄不甚燥者，杨云：故条中言微黄，亦具见斟酌。治当如是。若黄而已干，则桑皮、橘皮皆嫌其燥，须易瓜蒌、黄芩，庶不转伤其液也。

风温证，身灼热，口大渴，咳嗽烦闷，谵语如梦语，脉弦数，干呕者，此热灼肺胃，风火内旋。当用羚羊角、川贝、连翘、麦冬、石斛、青蒿、知母、花粉之属，以泄热和阴。

此温邪袭入肺胃之络，灼烁阴津，引动木火，故有烦渴呕逆等证。急宜泄去络中之热，庶无风火相煽，走窜包络之虞。

雄按：嗽且闷，麦冬未可即授，嫌其滋也。汪按：徐洄溪谓麦冬能满肺气，非实嗽所宜是也。以为大渴耶？已有知母、花粉足胜其任矣。木火上冲而干呕，则青蒿虽清少阳，而嫌乎升矣。宜去此二味，加以栀子、竹茹、枇杷叶则妙矣。杨云：议药细极微芒，读者不可草草读过。

风温证，身热咳嗽，口渴下利，苔黄，谵语胸痞，脉数，此温邪由肺胃下注大肠。当用黄芩、桔梗、煨葛、豆卷、甘草、橘皮之属，以升泄温邪。

大肠与胃相连属，与肺相表里。温邪内逼，下注大肠则下利。治之者，宜清泄温邪，不必专于治利。按：《伤寒论》下利谵语者，有燥矢也，宜大承气汤[6]。是实热内结，逼液下趋，必有舌燥苔黄刺，及腹满痛证兼见，故可下以逐热。若温邪下利，是风热内迫，虽有谵语一证，仍是无形之热，蕴蓄于中，而非实满之邪盘结于内，故用葛根之升提，不任硝、黄之下逐也。汪按：升提亦所不任。

雄按：伤寒为阴邪，未曾传腑化热，最虑邪气下陷，治必升提温散，而有早下之戒。温热为阳邪，火必克金，故先犯肺。火性炎上，难得下行。若肺气肃降有权，移其邪由腑出，正是病之去路，升提胡可妄投！杨云：小儿患疹必下利，与此正同。故温病多有发疹者，误升则邪入肺络，必喘吼而死。即云宜清泄其邪，不必专于治利矣。况有咳嗽胸痞之兼证，岂葛根、豆卷、桔梗之所宜乎？当易以黄连、桑叶、银花。须知利不因寒，润药亦多可用。仲圣以猪肤、白蜜治温病下利。《寓意草》论肺热下利最详，学者宜究心焉。且伤寒与温热，邪虽不同，皆属无形之气。伤寒之有燥矢，并非是气结，乃寒邪化热，津液耗伤，糟粕炼成燥矢耳。温热病之大便不闭为易治者，以脏热移腑，邪有下行之路，所谓腑气通则脏气安也。设大便闭者，热烁胃津，日久亦何尝无燥矢，宜下之证哉。惟伤寒之大便不宜早解，故必邪入于腑，始可下其燥矢。温热由腑及胃，虽不比疫证之下不嫌早，而喜其便通，宜用清凉，故结成燥矢者较少耳。忆嘉庆己卯春，先君子病温，而大便自利。彼时吾杭诸名医，咸宗陶节庵书以治伤寒，不知所谓温证也。见其下利，悉用柴、葛升提，提而不应。或云是漏底证，渐投温补，病日以剧，将治木矣。父执翁七丈，忘其字矣，似是"立贤"二字。荐浦上林先生来视。浦年甚少，诊毕即曰：是温证也。殆误作伤寒治，而多服温燥之药乎？幸而自利不止，热势尚有宣泄，否则早成灰烬，奚待今日耶。即用大剂犀角、石膏、银花、花粉、鲜生地、麦冬等药，嘱煎三大碗，置于榻前，频频灌之。药未煎成之际，先榨蔗浆恣饮之。诸戚长见方，相顾莫决，赖金履思丈力持煎其药。至一周时服竣，病有起色，遂以渐愈。时雄年甫十二，聆其言而心识之。逾二年，先君捐馆。雄糊口远游，闻浦先生以善用清凉，为众口所铄，乃从事于景岳，而以温补称，枉道徇人，惜哉！然雄之究心于温热，实浦先生有以启之也。浦今尚在，因其远徙于乡，竟未遑往质疑义为恨。附记于此，聊志感仰之意云尔。

风温证，热久不愈，咳嗽唇肿，口渴，胸闷不知饥，身发白疹，如寒粟状，自汗脉数者，此风邪挟太阴脾湿，发为风疹。

杨云：白疹乃肺胃湿热也，与脾无涉，亦与风无涉。**用牛蒡、荆芥、防风、连翘、橘皮、甘草之属，凉解之。**

风温本留肺胃，若太阴旧有伏湿者，风热之邪与湿热相合，流连不解，日数虽多，仍留气分，由肌肉而外达皮毛，发为白疹。盖风邪与阳明营热相并则发斑，与太阴湿邪合则发疹也。

又有病久中虚，气分大亏，而发白疹者，必脉微弱而气倦怯，多成死候，不可不知。汪按：前说即白如水晶色之白瘖，后说即白如枯骨之白瘖也。

雄按：白疹即白瘖也。虽挟湿邪久不愈，而从热化，且汗渴脉数，似非荆、防之可再表。杨云：此湿亦不必用橘皮之燥。宜易滑石、苇茎、通草，杨云：精当。斯合凉解之法矣。若有虚象，当与甘药以滋气液。

风温证，身热咳嗽，口渴胸痞，头目胀大，面发泡疮者，风毒上壅阳络，当用荆芥、薄荷、连翘、元参、牛蒡、马勃、青黛、银花之属，以清热散邪。

此即世俗所谓大头病也，古人用三黄汤 [94] 主治。然风热壅遏，致络气不宣，头肿如斗，终不若仿普济消毒饮之宣络涤热为佳。汪按：方附见 [95]。

风温证，身大热，口大渴，目赤唇肿，气粗烦躁，舌绛齿板，痰咳，甚至神昏谵语，下利黄水者，风温热毒深入阳明营分，最为危候。用犀角、连翘、葛根、元参、赤芍、丹皮、麦冬、紫草、川贝、人中黄，解毒提斑，间有生者。杨云：葛根、麦冬，俱与证不甚登对。

此风温热毒内壅肺胃，侵入营分，上下内外充斥肆逆。若其毒不甚重，或气体壮实者，犹可挽回，否则必坏。

风温。毒邪始得之，便身热口渴，目赤咽痛，卧起不安，手足厥冷，泄泻脉伏者，热毒内壅，络气阻遏，当用升麻、杨云：凡涉咽痛者，一用升麻，则邪入肺络，必喘吼而声如曳锯，陈氏想未之见耳。**黄芩、犀角、银花、甘草、豆卷之属，升散热毒。**

此风温毒之壅于阳明气分者，杨云：仍是肺病。即仲景所云阳毒病是也。五日可治，七日不可治。乘其邪犯气分，未入营阴，故可升散而愈。

风温证，身热自汗，面赤神迷，身重难转侧，多眠睡，鼻鼾，语难出，脉数者，温邪内逼，阳明精液劫夺，神机不运。用石膏、知母、麦冬、半夏、竹叶、甘草之属，泄热救津。

鼻鼾面赤，胃热极盛。人之阴气依胃为养，热邪内灼，胃液干枯，阴气复有何资，而能渗诸阳，灌诸络，是以筋骨懈怠，机关失运。急用甘凉之品，以清热濡津，或有济也。

雄按：宜加西洋参、百合、竹沥。

风温证，身热痰咳，口渴神迷，手足瘈疭，状若惊痫，脉弦数者，此热劫津液，金囚木旺。当用羚羊、川贝、青蒿、连翘、知母、麦冬、钩藤之属，以熄风清热。

肺属金而畏火，赖胃津之濡养，以肃降令而溉百脉者也。热邪内盛，胃津被劫，肺失所资。木为火之母，子能令母实。火旺金囚，木无所畏，反侮所不胜，是以筋脉失养，风火内旋，瘈疭惊痫，在所不免，即俗云发痉是也，故以熄风清热为主治。

雄按：可加元参、栀子、丝瓜络。

风温证，热渴烦闷，昏愦不知人，不语如尸厥，脉数者，此热邪内蕴，走窜心包络，当用犀角、连翘、焦远志、鲜石菖蒲、麦冬、川贝、牛黄、至宝之属，泄热通络。

热邪极盛，与三焦相火相煽，最易内窜心包，逼乱神明，闭塞络脉，以致昏迷不语，其状如尸，俗谓发厥是也。闭者宜开，故以香开辛散为务。

热邪极盛，三焦相火相煽，最易内窜心包，逼乱神明，闭塞络脉，虽是喻氏之言，而法以香开辛散。然热极似水，一派烟雾尘天，蒙住心胸，不知不识，如人行烟尘中，口鼻皆燥，非两解不能散其势，再入温热之处，则人当燥闷死矣。且温热多燥，辛香之品尽是燥。燥与热斗，立见其败。且心神为热邪蒸围，非闭塞也。有形无形，治法大异。遇此每在败时，故前人不能探其情。今补薛生白先生一法于后：汪按：此乃驳香开辛散之法，而别立一法，与本书异趣。盖此条当是他人附赘之评语，非本书也。极明雄黄一两（研极细，入铜勺内又研），提净，牙硝六钱（微火熔化），拨匀如水时，杨云：雄黄多而牙硝少，何能匀拨如水，"两"字，"钱"字，必有一误。急滤清者于碗，粗渣不用，凝定，此丹灶家秘制也。凡遇前证，先用陈雨水十碗，内取出一碗煎木通一钱、通草三钱，倾入九碗冷水内。又取犀角磨入三钱，或旋磨旋与亦可，每碗约二三分。再将制雄挑二三厘入碗，冷与服，时时进之。能于三日内进之尽，必有清痰吐出数碗而愈，杨云：据此用法，当是黄一分，硝六分也。十救七八。盖此证死期最缓，而医人无他法，每每付之天命，牛黄清心而已，可胜长叹。

雄按：炼雄黄法，昉于《游宦纪闻》，见《知不足斋丛书》。

薛生白湿热病篇

雄按：江本、吴本，俱作湿温。

雄按：此篇始见于舒松摩重刻《医师秘笈》，后云是薛作，章氏从而释之。而江白仙本，以附陈作后。吴子音《温热赘言》连前篇并为一人之书，并不标明何人所著，但曰寄瓢子述。且前篇之末，有今补薛生白先生一法于后云云，则此篇亦非薛著矣。其江本所补一法，又无"薛生白"三字。且此篇张友樵所治酒客之案，但称曰余诊，言人人殊，无从核实，姑存疑以质博雅。

一、湿热证，雄按：既受湿，又感暑也，即是湿温。亦有湿邪久伏而化热者。喻氏以为三气者，谓夏令地气已热，而又加以天上之暑也。**始恶寒，后但热不寒，汗出胸痞，舌白，**吴本下有"或黄"二字。**口渴不引饮。**雄按：甘露消毒丹［95］最妙。吴本虽出江本之后，无甚异同，所附酒客一案，云是其师治，似较江本为可信也。故引证但据吴本，而江本从略。

自注：**此条乃湿热证之提纲也。湿热病，属阳明太阴经者居多。**章虚谷云：胃为戊土，属阳。脾为己土，属阴。湿土之气同类相召，故湿热之邪，始虽外受，终归脾胃也。**中气实，则病在阳明。中气虚，则病在太阴。**外邪伤人，必随人身之气而变。如风寒在太阳，则恶寒；传阳明，即变为热而不恶寒。今以暑湿所合之邪，故人身阳气旺，即随火化而归阳明。阳气虚，即随湿化而归太阴也。**病在二经之表者，多兼少阳三焦。**雄按：此二句从吴本补入。**病在二经之里者，每兼厥阴风木。**以肝、脾、胃所居相近也。**以少阳厥阴，同司相火。**少阳之气，由肝胆而升，流行三焦，即名相火。**阳明太阴湿热内郁，郁甚则少火皆成壮火，而表里、上下充斥肆逆，**经曰：少火生气，壮火食气。少火者，阳和之生气，即元气也。壮火为亢阳之暴气，故反食其元气。食，犹蚀也。外邪郁甚，使阳和之气悉变为亢暴之气，而充斥一身也。**故是证最易耳聋干呕，发痉发厥。**暑湿之邪，蒙蔽清阳，则耳聋；内扰肝、脾、胃，则干呕而痉厥也。**而提纲中不言及者，因以上诸证皆湿热病兼见之变局，而非湿热病必见之正局也。**必见之证，标于提纲，使人辨识，不至与他病混乱。其兼见之变证，或有或无，皆不可定。若标之，反使人迷惑也。**始恶寒者，阳为湿遏而恶寒，终非若寒伤于表之恶寒。**湿为阴邪，始遏其阳而恶寒。既与暑合，则兼有阳邪，终非如寒邪之纯阴而恶寒甚也。**后但热不寒，则郁而成热，反恶热矣。**雄按：后则湿郁成热，故反恶热，所谓六气皆从火化也。况与暑合，则化热尤易也。**热盛阳明，则汗出。**章云：热在湿中，蒸湿为汗。**湿蔽清阳，则胸痞。湿邪内盛，则舌白；湿热交蒸，则舌黄。**雄按：观此句，则提纲中"舌白"下，应有"或黄"二字。**热则液不升而口渴，湿则饮内留而不引饮。**章云：以上皆明提纲所标，为必有之证也。**然所云表者，乃太阴阳明之表，而非太阳之表。**湿热邪归脾胃，非同风寒之在太阳也。雄按：据此则前"病在太阴"下，必有脱简，应从吴本补入。**太阴之表，四肢也，阳明也。阳明之表，肌肉也，胸中也，**四肢禀气于脾胃，而肌肉脾胃所主。若以脾胃分之，则胃为脾之表，胸为胃之表也。**故胸痞为湿热必有之证。四肢倦怠，肌肉烦疼，亦必并见。此湿热在脾胃之表证也。其所以不干太阳者，以太阳为寒水之腑，主一身之表。**雄按：肺为天，天包地外而处于上；膀胱为水，水环地极而处于下，故皆为一身之表。而风为阳邪，首及肺经。寒为阴邪，先犯膀胱。惟湿为中土之气，胃为中土之腑，故胃受之。杨云：此注奇情至理，所谓语必惊人，总近情也。**风寒必自表入，故属太阳。**雄按：陈亮师云：风邪上受，肺合皮毛，故桂枝证有鼻鸣，干呕也。**湿热之邪，从表伤者十之一二，**章云：是湿随风寒而伤表，郁其阳气而变热，如仲景条内之麻黄赤小豆汤 [15] 证是也。**由口鼻入者十之八九。**暑热熏蒸之气，必由口鼻而入。**阳明为水谷之海，太阴为湿土之脏，故多阳明太阴受病。**湿轻暑重，则归阳明；暑少湿多，则归太阴。**膜原者，外通肌肉，内近胃腑，即三焦之门户，实一身之半表半里也。**雄按：此与叶氏《温热篇》第三章之论合。**邪由上受，直趋中道，故病多归膜原。**章云：外经络，内脏腑，膜原居其中，为内外交界之地。凡口鼻肌肉所受之邪，皆归于此也。其为三焦之门户，而近胃口，故膜原之邪，必由三焦而入脾胃也。杨云：细绎此言，则膜原乃人脂内之膜也。然邪之由鼻入者，必先至肺；由口入者，必先至胃，何以云必归膜原？此不可解者也。若云在内之邪，必由膜原达外；在外之邪，必由膜原入内则似矣。**要之，湿热之病，不独与伤寒不同，且与温病大异。温病乃少阴太阳同病**，此仲景所论伏气之春温，若叶氏所论外感之风温，则又不同者矣。雄按：此注知有少阴太阳之温病，则与前篇风温条例力非伏气之论者，断非一人之笔。即按文义，亦被逊于此，吴氏何以并为一家？江本必欲相合，强为删改，岂非自呈伪妄耶？汪按：前篇自序，自称其名曰"祖恭"，未言又有此篇。此篇又无自序，其非出一人手明甚，梦隐辨之是也。**湿热乃阳明太阴同病也**，始受于膜原，终归于脾胃。而提纲中言不及脉者，以湿热之证，脉无定体，或洪或缓，或伏或细，各随证见，不拘一格，故难以一定之脉，拘定后人眼目也。阳明热盛见阳脉，太阴湿盛见阴脉，故各随证见也。

湿热之证，阳明必兼太阴者，徒知脏腑相连，湿土同气，而不知当与温病之必兼少阴比例。少阴不藏，木火内燔，风邪外袭，表里相应，故为温病。此即经言"冬不藏精，春发温病"。先由内伤，而后外感，膏粱中人多有之；其冬伤于寒，由少阴伏邪，至春发出于太阳之温病，藜藿中人多有之，皆必兼少阴者也。若外感风温，邪由上受者，又当别论矣。太阴内伤，湿饮停聚，客邪再至，内外相引，故病湿热。脾主为胃行津液者也。脾伤而不健运，则湿饮停聚，故曰脾虚生内湿也。雄按：此言内湿素盛者，暑邪入之易于留著，而成湿温病也。此皆先有内伤，再感客邪，非由腑及脏之谓。若湿热之证，不挟内伤，中气实者，其病必微。雄按：内湿不盛者，暑邪无所依傍，虽患湿温，治之易愈。或有先因于湿，再因饥劳而病者，亦属内伤挟湿。标本同病，然劳倦伤脾为不足，湿饮停聚为有余。雄按：脾伤湿聚，曷云有余？盖太饱则脾困，过逸则脾滞。

脾气因滞而少健运，则饮停湿聚矣。较之饥伤而脾馁，劳伤而脾乏者，则彼尤不足，而此尚有余也。后人改"饥饱劳逸"，为"饥饱劳役"，不但辨证不明，于字义亦不协矣。**所以内伤外感，孰多孰少，孰实孰虚，又在临证时权衡矣。**

　　二、湿热证，恶寒无汗，身重头病，雄按：吴本下有"胸痞腰疼"四字。**湿在表分，宜藿香、香薷、羌活、苍术皮、薄荷、牛蒡子等味。头不痛者，去羌活。**雄按：吴本无"藿香、香薷、薄荷、牛蒡子"，有"葛根、神曲、广皮、枳壳"。

　　自注：下仿此。身重恶寒，湿遏卫阳之表证，头痛必挟风邪，故加羌活，不独胜湿，且以祛风。杨云：湿宜淡渗，不宜专用燥药。头痛属热，不必牵涉及风。**此条乃阴湿伤表之候。**章云：恶寒而不发热，故为阴湿。雄按：阴湿故可用薷、术、羌活，以发其表。设暑胜者，三味皆为禁药。章氏既知阴湿，因见其用香薷一味，遂以此条为暑证之实据，总由误以湿热为暑也。故其论暑，连篇累牍皆是影响之谈。夫七政运行有形可据，尚难臆断。况太极无形，空谈无谓，道迩求远，反误后人。兹概从删，免滋眩惑。

　　三、湿热证，雄按：吴本下有"汗出"二字。**恶寒发热，身重关节疼**雄按：吴本下有"胸痞腰"三字。**痛，湿在肌肉，不为**雄按：吴本作"可"。**汗解，宜滑石、大豆黄卷、茯苓皮、苍术皮、藿香叶、鲜荷叶、白通草、桔梗等味。不恶寒者，去苍术皮。**雄按：吴本此句作"汗少恶寒者，加葛根"。条内无"荷叶、藿香、通草、桔梗"，有"神曲、广皮"。

　　此条外候与上条同，惟汗出独异，更加关节疼痛。乃湿邪初犯阳明之表，而即清胃脘之热者，不欲湿邪之郁热上蒸，而欲湿邪之淡渗下走耳。此乃阳湿伤表之候。以其恶寒少而发热多，故为阳湿也。雄按：吴本下有"然药用渗利，其小便之不利可知矣"二句。

汪按：此二句乃他人所附评语。

四、湿热证三四日，即口噤，四肢牵引拘急，甚则角弓反张，此湿热侵入经络、脉隧中，宜鲜地龙、秦艽、威灵仙、滑石、苍耳子、丝瓜藤、海风藤、酒炒黄连等味。 雄按：吴本无此条。

此条乃湿邪挟风者。风为木之气，风动则木张，乘入阳明之络，则口噤；走窜太阴之经，则拘挛，故药不独胜湿，重用熄风。一则风药能胜湿，一则风药能疏肝也。选用地龙、诸藤者，欲其宣通脉络耳。十二经络，皆有筋相连系。邪由经络伤及于筋，则瘈疭，拘挛，角弓反张。筋由肝所主，故筋病必当舒肝。雄按：地龙殊可不必加。以羚羊、竹茹、桑枝等亦可也。笛伯云：地龙、灵仙、苍耳、海风藤，似嫌过于走窜，不如羚羊、竹茹、桑枝等较妥，或加钩藤可乎。

或问：仲景治痉，原有桂枝加瓜蒌根及葛根汤两方，岂宜于古而不宜于今耶？今之痉者，与厥相连，仲景不言及厥，岂《金匮》有遗文耶？余曰：非也。药因病用，病源既异，治法自殊。汪按：不但此也。洄溪已云《金匮》治痉诸方见效绝少矣。伤寒之痉自外来，谓由外风。证属太阳，口噤即属阳明，义详本论。治以散外邪为主。湿热之痉自内出，谓由内风。波及太阳，治以熄内风为主。盖三焦与肝胆同司相火，少阳生气，生于肝胆，流行三焦，名相火也。中焦湿热不解，则热盛于里，而少火悉成壮火。火动则风生，而筋挛脉急；风煽则火炽，而识乱神迷。雄按：设再投桂、葛，以助其风，则燎原莫救矣。身中之气随风火上炎，而有升无降，雄按：治温热诸病者，不可不知此理。常度尽失，由是而形若尸厥。正《内经》所谓"血之与气，并走于上，则为大厥者"是也。外窜经脉则成痉，内侵膻中则为厥。痉厥并见，正气犹

存一线，则气复返而生，胃津不克支持，则厥不回而死矣。雄
按：喻氏云：人生天真之气，即胃中之津液是也。故治温热诸病，首宜瞻
顾及此。董废翁云：胃中津液不竭，其人必不即死，皆见到之言也。奈世
人既不知温热为何病，更不知胃液为何物，温散燥烈之药，漫无顾忌，诚
不知其何心也。所以痉之与厥，往往相连。伤寒之痉自外来者，
安有是哉。雄按：此痉即瘛疭也，吴鞠通辨之甚详确。

　　暑月痉证，与霍乱同出一源。风自火生，火随风转，乘入
阳明则呕，贼及太阴则泻，是名霍乱。窜入筋中则挛急，流入
脉络则反张，是名痉。但痉证多厥，霍乱少厥。盖痉证，风火
闭郁，郁则邪势愈甚，不免逼乱神明，故多厥。霍乱，风火外
泄，泄则邪势外解，雄按：宜作"越"。不至循经而走，故少厥。
此痉与霍乱之分别也。然痉证，邪滞三焦，三焦乃火化，风得
火而愈煽，则逼入膻中而暴厥。霍乱，邪走脾胃，脾胃乃湿化，
邪由湿而停留，则淫及诸经而拘挛。火郁则厥，火窜则挛，又
痉与厥之遗祸也。痉之挛结，乃湿热生风。霍乱之转筋，乃风
来胜湿。雄按：木克土也。痉则由经及脏而厥，霍乱则由脏及经
而挛。总由湿热与风淆乱，清浊升降失常之故。夫湿多热少，
则风入土中而霍乱。雄按：霍乱，湿多热少，道其常也。余自髫年，
即见此证流行，死亡接踵。然闻诸父老云：向来此证甚稀，而近则常有。
因于道光戊戌，辑一专论问世。嗣后，此证屡行，然必在夏热、亢旱、酷
暑之年，则其证乃剧。自夏末秋初而起，直至立冬后始息。夫彤彤徂暑，
湿自何来。只缘今人蕴湿者多暑邪，易干深伏，讵一朝猝发，遂至阖户沿
村，风行似疫。医皆未知原委，理中、四逆，随手乱投，殊可叹也。余每
治愈此证，必问其人曰：病未猝发之先，岂竟毫无所苦耶？或曰：病前数
日，手足心先觉热，或曰：未病前，睹物皆红如火。噫！岂非暑热内伏，
欲发而先露其机耶。咸丰纪元，此证盛行，经余治者，无一不活。而世人

不察，辄以姜、附杀之，不已颠①乎！杨云：道光元年，直省此证大作，一觉转筋即死，京师至棺木买尽，以席裹身而葬，卒未有识为何证者。俗传食西瓜者即死，故西瓜贱甚。余时年十一，辄与同学者日日饱啖之，卒无恙。今读此论，则医学之陋，不独今日为然也。**热多湿少，则风乘三焦而痉厥，厥而不返者死。胃液干枯，火邪盘踞也，转筋入腹者死。胃液内涸，风邪独劲也。然则胃中之津液，所关顾不钜哉。** 雄按：此理喻氏发之，叶氏畅之，实诸病之生死关键也，在温热等病尤为扼要。然明明言之，而鞠通、虚谷之论霍乱也，犹未知之，况他人乎。**厥证，用辛开泄胸中无形之邪也。干霍乱，用探吐，泄胃中有形之滞也。然泄邪而胃液不上升者，热邪愈炽。探吐而胃液不四布者，风邪更张，终成死候，不可不知。** 雄按：此条自注明以湿热二气分疏。章氏妄逞己见，谓湿热即暑也。强合二气为一气，且并《难经》湿温、热病为一证矣。盖由未读越人之书耳。兹于原释中悉为订正，而附记于此，以质宗工。

五、湿热证，壮热口渴，舌黄或焦红，发痉，神昏谵语，或笑，邪灼心包，营血已耗，宜犀角、羚羊角、连翘、生地、元参、钩藤、银花露、鲜菖蒲、至宝丹[41]等味。 雄按：吴本无银花露。汪按：宜从吴本。盖花露清灵芳润，用治热病殊佳。然中有蕴湿者，终觉非宜也。

上条言痉，此条言厥。温暑之邪，本伤阳气，雄按：此谓邪之初感，必先干阳分，而伤气也。及至热极，逼入营阴，雄按：虽挟湿邪，日久已从热化在气，不能清解，必至逼营。则津液耗而阴亦病。心包受灼，神识昏乱，用药以清热、救阴，泄邪、平肝为务。雄按：昏谵乃将厥之兆也。

---

① 颠：原作"慎"，通假字，据改。

六、湿热证，发痉，神昏，笑妄，脉洪数有力。开泄不效者，湿热蕴结胸膈，宜仿凉膈散［42］。若大便数日不通者，热邪闭结肠胃，宜仿承气微下之例。章云：曰宜仿，曰微下，教人细审详慎，不可孟浪攻泻。盖暑湿黏腻，须化气缓攻。不同伤寒化热而燥结，须咸苦峻下以行之也。雄按：吴本无此条。

此条乃阳明实热，或上结胸膈，或下结肠胃。清热泄邪，止能散络中流走之热，而不能除肠中蕴结之邪。故阳明之邪，仍假阳明为出路也。阳明实热，舌苔必老黄色，或兼燥。若犹带白色而滑者，乃湿重，为夹阴之邪，或胀满不得不下，须佐二术，健脾燥湿。否则脾伤气陷，下利不止，即变危证。盖湿重，属太阴证，必当扶脾也。雄按：苔色白滑，不渴，腹虽胀满，是太阴寒湿，岂可议下？但宜厚朴、枳术等，温中化湿为治。若"阳明之邪，假阳明为出路"一言，真治温热病之金针也。盖阳明以下行为顺。邪既犯之，虽不可孟浪攻泻，断不宜截其出路。故温热自利者，皆不可妄行提涩也。杨云：注语极郑重，孟英辨驳尤精，二说皆宜参究。汪按：凡率投补涩者，皆不知邪必须有出路之义者也。

七、湿热证，壮热烦渴，舌焦红或缩，斑疹，胸痞，自利，神昏痉厥，热邪充斥表里三焦，宜大剂犀角、羚羊角、生地、元参、银花露、紫草、方诸水、金汁、鲜菖蒲等味。雄按：吴本无银花露、方诸水、金汁，有丹皮、连翘。

此条乃痉厥中之最重者。上为胸闷，下挟热利，斑疹，痉厥，阴阳告困，独清阳明之热。救阳明之液为急务者，恐胃液不存，其人自焚而死也。雄按：此治温热诸病之真诠也，医者宜切记之。方诸水，俗以蚌水代之，腥浊已甚，宜用竹沥为妙。此证紫雪［61］、神犀丹［96］皆可用也。

八、湿热证，寒热如疟。雄按：吴本下有"舌苔滑白，口不知味"

八字。**湿热阻遏膜原，宜柴胡、厚朴、槟榔、草果、藿香、苍术、半夏、干菖蒲、六一散[59]等味。**雄按：吴本无柴胡、槟榔、藿香、菖蒲，有神曲。

　　疟由暑热内伏，秋凉外束而成。若夏月腠理大开，毛窍疏通，安得成疟。而寒热有定期，如疟证发作者，以膜原为阳明之半表半里，热湿阻遏，则营卫气争。证虽如疟，不得与疟同治，故仿又可达原饮之例。盖一由外凉束，一由内湿阻也。膜原在半表半里，如少阳之在阴阳交界处。而营卫之气出于脾胃，脾胃邪阻，则营卫不和，而发寒热似疟之证矣。

　　九、湿热证，数日后，脘中微闷，知饥不食，湿邪蒙绕三雄按：宜作"上"。**焦，宜藿香叶、薄荷叶、鲜荷叶、枇杷叶、佩兰叶、**雄按：《离骚》：纫秋兰以为佩，故称秋兰为佩兰。若药肆中所售之佩兰，乃奶酣草之类，不可入药也。汪按：兰即省头草。《离骚》之兰，即《本草》之兰，皆非今之兰花。前人辨之已极明确，不必致疑矣。盖古人所谓香草，皆取叶香，非指花香。而今之兰花，叶实不香，明非古之兰也。医者疑古药品之兰蕙，正如儒者疑古食品之蚳蠯，皆不通古今之变者也。**芦尖、**雄按：即芦根也。用尖取其宣畅。**冬瓜仁等味。**雄按：吴本无此条。

　　此湿热已解，余邪蒙蔽清阳，胃气不舒，宜用极轻清之品，以宣上焦阳气。若投味重之剂，是与病情不相涉矣。雄按：章氏谓轻剂专为吴人体弱而设，是未察病情之言也。或问：湿热盛时，疫气流行，当服何药预为消弭？余谓叶讷人《医案存真》，载其高祖天士先生案云：天气郁勃泛潮，常以枇杷叶，拭去毛，净锅炒香，泡汤饮之。取芳香不燥，不为秽浊所侵，可免夏秋时令之病。余则建兰叶、竹叶、冬瓜、芦根，皆主清肃肺气，故为温热暑湿之要药。肺胃清降，邪自不容矣。若别药恐滋流弊，方名虽美，不可试也。而薄滋味，远酒色，尤为要务。

此条须与第三十一条参看。彼初起之实邪，故宜涌泄，投此轻剂不相合矣。又须与后条参看，治法有上、中之分，临证审之。解后余邪为虚，初发者为实。上焦近心，故有懊恼、谵语。中焦离心远，故无。如其舌黄，邪盛，亦有发谵语者。

十、湿热证，初起发热汗出，胸痞口渴，舌白，湿伏中焦，宜藿梗、蔻仁、杏仁、枳壳、桔梗、郁金、苍术、厚朴、草果、半夏、干菖蒲、佩兰叶、六一散[59]。 杨云：俱可用，但须择一二味，对证者用之，不必并用。等味。雄按：吴本"胸痞"下曰"不知饥"，"口渴"下曰"不喜饮"，"舌白"作舌苔滑白。无杏仁、苍术、厚朴、草果、半夏。

浊邪上干，则胸闷；胃液不升，则口渴；病在中焦气分，故多开中焦气分之药。雄按：亦太多，颇不似薛氏手笔。此条多有挟食者，其舌根见黄色，宜加瓜蒌、楂肉、莱菔子。汪按：此疑亦后人所附评语。

十一、湿热证，数日后， 雄按：吴本下有"胸痞"二字。**自利溺赤，** 雄按：吴本作"涩"。**口渴，** 雄按：吴本上有"身热"二字。**湿流下焦，宜滑石、猪苓、茯苓、泽泻、萆薢、通草等味。** 雄按：吴本无泽泻、通草，有神曲、广皮。

下焦属阴，太阴所司。阴道虚，故自利；化源滞，则溺赤；脾不转津，则口渴，总由太阴湿胜故也。湿滞下焦，故独以分利为治。然兼证口渴、胸痞，须佐入桔梗、杏仁、大豆黄卷，开泄中上。源清则流自洁，不可不知。雄按：据此则木条"胸痞"二字，当从吴本增入为是。至源清流洁云云，则又非自注之文法，殊可疑也。汪按：此篇多有后人评语，传写羼入自注之处，此数语亦后人所附评语也。以上三条，俱湿重于热之候。

湿热之邪，不自表而入，故无表里可分，谓由膜原中道而入也。虽无表里之分，亦有浅深当别。而未尝无三焦可辨。犹之河间治消渴，亦分三焦者是也。夫热为天之气，雄按：此明热即暑之谓也。章氏何以曲为改释？湿为地之气，热得湿而愈炽，湿得热而愈横。雄按：热得湿则郁遏而不宣，故愈炽。湿得热则蒸腾而上熏，故愈横。两邪相合为病最多。丹溪有云：湿热为病十居八九，故病之繁且苛者，莫如夏月为最。以无形之热，蒸动有形之湿。素有湿热之人，易患湿温，误发其汗，则湿热混合为一，而成死证，名曰重暍也。湿热两分，其病轻而缓；湿热两合，其病重而速。章云：故当开泄以分其热。若误作虚，而用补法，则闭塞气道而死矣。湿多热少，则蒙上流下，当三焦分治。调三焦之气，分利其湿也。湿热俱多，则下闭上壅，而三焦俱困矣。当开泄、清热两法兼用。犹之伤寒门，二阳合病，三阳合病也。盖太阴湿化，三焦火化，有湿无热，止能蒙蔽清阳，或阻于上，或阻于中，或阻于下。若湿热一合，则身中少火悉化为壮火，而三焦相火有不起而为疟者哉？雄按：湿热一合，业已阴从阳化，如此披猖，况热多湿少乎？故不言热多湿少者，非阙文也。盖急宜清热，有不待言矣。所以上下充斥，内外煎熬，最为酷烈。雄按：曰酷曰烈，皆暑之威名。兼之木火同气，表里分司，再引肝风，痉厥立至。雄按：津虚之体，夏月每有肝风陡动。煎厥一证，言其不耐暑气煎熬，可谓形容逼肖。胃中津液几何，其能供此交征乎？雄按：不辨暑证之挟湿与否，而辄投温燥，以劫津液者，宜鉴斯言。至其所以必属阳明者，以阳明为水谷之海，鼻食气，口食味，悉归阳明。邪从口鼻而入，则阳明为必由之路。雄按：肺、胃、大肠，一气相通。温热究三焦，以此一脏二腑为最要。肺开窍于鼻，吸入之邪先犯于肺，肺经不解则传于胃，谓之顺传。不但脏病传腑为顺，而自上及中，顺流而下，其顺也有不待言者。故温热以大便不闭者易治，为邪有出路也。若不下传于胃，而内陷于心包络，不但以脏传脏，其邪由气分入营，更进一层矣，故曰逆传也。因叶氏未曾明说顺传之经，世多误解。逆传之理，余已僭注于本条之后，读此可证，管窥之非妄。汪按：鼻为肺窍，所受之气，必先入肺。此云悉归阳明，不免语病。梦隐以"肺经不解，乃传入胃"释之，意始圆惬。其始也，邪入阳明，早已先伤其胃液。其继邪盛三焦，更欲资取于胃液。司命者，可不为阳明顾虑哉。雄按：此不独为湿热病说法也。风寒化热之后，亦须顾此，况温热乎。

或问：木火同气，热盛生风，以致痉厥，理固然矣。然有湿热之证，表里极热，不痉不厥者何也？余曰：风木为火热引动者，原因木气素旺，木旺由于水亏，故得引火生风，反焚其木，以致痉厥。若水旺，足以制火而生木，即无痉厥者也。肝阴先亏，内外相引，两阳相煽，因而动雄按：吴本作"劲"。张。若肝肾素优，并无里热者，火热安能招引肝风也。雄按：喻氏云：遇暄热而不觉其热者，乃为平人。盖阴不虚者，不畏暑而暑不易侵。虽侵之，亦不致剧，犹之乎水田不惧旱也。阴虚者，见日即畏，虽处深宫之内，而无形之暑气偏易侵之。更有不待暑侵，而自成为厥者矣。杨云：虚损之原，一语揭出。试观产妇及小儿，一经壮热，便成瘛疭者，以失血之后与纯阳之体，阴气未充，故肝风易动也。雄按：原本未及产妇，今从吴本，与小儿并论，尤为周密。然妇科不知血脱易痉，往往称为产后惊风，喻氏辟之晰矣。幼科一见发热，即以柴葛解肌，为家常便饭。初不究其因何而发热也。表热不清，柴葛不撤。虽肝风已动，瘛疭已形，犹以风药助疟，不亦颠乎。此叶氏所以有"劫肝阴，竭胃汁"之切戒也。杨云：痉厥之证，举世不知其因。今经此详明剖析，昭昭如白日矣。

或问曰：亦有阴气素亏之人，病患湿热，甚至斑疹外见，入暮谵语，昏迷，而不痉不厥者，何也？答曰：病邪自盛于阳明之营分，故由上脘而熏胸中，则入暮谵妄；邪不在三焦气分，则金不受囚，木有所畏，未敢起而用事。至于斑属阳明，疹属太阴，亦二经营分热极，不与三焦相干，即不与风木相引也。此而痉厥，必胃中津液尽涸，耗及心营，则肝风亦起，而其人已早无生理矣。雄按：此从吴本采补。观此则粗工之治温热，妄用柴、葛，竭力以耗胃汁，而鼓其肝风者，真杀人不以刃也。惟稍佐于凉润方中，或不致为大害。

十二、湿热证，舌遍体白，口渴，湿滞阳明，宜用辛开，如厚朴、草果、半夏、干菖蒲等味。舌白者，言其苔。若苔滑而口不渴者，即属太阴证，宜温之。雄按：苔白不渴，须询其便溺，不热者，始为宜温之的证也。又按：此与第十条证相似，吴本无此条。杨云：湿盛热微之证初起，原可暂用此等药开之。一见湿开化热，便即转手清热，若执此为常用之法则误矣。注内补出审便溺一层，尤为周到。

此湿邪极盛之候。口渴，乃液不上升，非有热也。辛泄太过，即可变而为热。以其属阳明，湿邪开泄，则阳气升而热透。而此时湿邪尚未蕴热，故重用辛开，使上焦得通，津液得下也。阳气升则津液化，而得上输下布也。

十三、湿热证，舌根白，舌尖红，湿渐化热，余湿犹滞，宜辛泄佐清热，如蔻仁、半夏、干菖蒲、大豆黄卷、连翘、绿豆衣、六一散［59］等味。雄按：吴本无此条。

此湿热参半之证，而燥湿之中，即佐清热者，亦所以存阳明之液也。上二条，凭验舌以投剂，为临证时要诀。盖舌为心之外候，浊邪上熏心肺，舌苔因而转移。叶氏《温热论》辨舌最精详，宜合观之。雄按：更宜参之《准绳》。

十四、湿热证初起，即胸闷不知人，瞀乱大叫痛，湿热阻闭中上二焦，宜草果、槟榔、鲜菖蒲、芫荽、六一散［59］，各重用。或加皂角，地浆水煎。雄按：吴本无此条。淦按：此条颇似痧证，宜用灵验痧丸为妙。六一散有甘草，须慎用。

此条乃湿热俱盛之候，而去湿药多，清热药少者，以病邪初起即闭，不得不以辛通开闭为急务。不欲以寒凉，凝滞气机也。雄按：芫荽，不如用薤白，或可配瓜蒌、栀、豉者，则配之。

十五、湿热证，四五日，口大渴，胸闷欲绝，干呕不止，脉细数，舌光如镜，胃液受劫，胆火上冲，宜西瓜汁、金汁、鲜生地汁、甘蔗汁，磨服郁金、木香、香附、乌药等味。雄按：吴本作"西瓜白汁"，谓不取瓤中汁，而以瓜肉捣汁也。并无金汁、蔗汁。

此营阴素亏，本火素旺者，木乘阳明，耗其津液。幸无饮邪，故一清阳明之热，一散少阳之邪。不用煎者，取其气全耳。舌光无苔，津枯而非浊壅；反胸闷欲绝者，肝胆气上逆也。故以诸汁滋胃液，辛香散逆气。雄按：凡治阴虚气滞者，可以仿此用药。杨云：比例精当。能如此旁通，方为善读书人。雄又按：有治饮痛一案，宜参。俞惺斋[①]云：嘉善一人，胸胀脘闷，诸治不效。一瓢用续随子煎汤，磨沉香、木香、檀香、降香、丁香，服一月，泻尽水饮而痊。汪按：续随子去油务尽，否则误人。去油法：木床用碪榨后，更宜纸隔重压，换纸多次方能去净。

十六、湿热证，雄按：吴本下有"身热，口苦"四字。呕吐清水，或痰多，湿热内留，木火上逆，宜温胆汤 [97] 加瓜蒌、雄按：吴本作"黄连"。碧玉散 [59] 等味。

此素有痰饮，而阳明少阳同病。故一以涤饮，一以降逆，与上条呕同而治异，正当合参。碧玉散，即六一加青黛，以清肝胆之热。上条液枯，以动肝胆之火，故干呕。此条痰饮郁其肝胆之火，故呕水。

十七、湿热证，呕恶不止，昼夜不差欲死者，肺胃不和，

---

① 俞惺斋：原作"俞惺庵"，指清医俞震。俞震，字东扶，号惺斋，据改。另按：庵亦指书斋，"惺庵"或为别称。

胃热移肺，肺不受邪也，宜用川连三四分，苏叶二三分，两味煎汤，呷下即止。

肺胃不和，最易致呕。盖胃热移肺，肺不受邪，还归于胃。必用川连以清湿热，苏叶以通肺胃。投之立愈者，以肺胃之气，非苏叶不能通也。分数轻者，以轻剂恰治上焦之病耳。雄按：此方药止二味，分不及钱，不但治上焦宜小剂而轻药，竟可以愈重病，所谓"轻可去实"也。合后条观之，盖气贵流通，而邪气挠之，则周行窒滞，失其清虚灵动之机，反觉实矣。惟剂以轻清，则正气宣布，邪气潜消，而窒滞者自通。设投重药，不但已过病所，病不能去，而无病之地反先遭其克伐。章氏谓轻剂为吴人质薄而设，殆未明治病之理也。川连不但治湿热，乃苦以降胃火之上冲；苏叶味甘辛而气芳香，通降顺气，独擅其长。然性温散，故虽与黄连并驾，尚减用分许而节制之，可谓方成知约矣。世人不知，"诸逆冲上，皆属于火"之理，治呕辄以姜、萸、丁、桂从事者，皆粗工也。余用以治胎前恶阻，甚妙。

十八、湿热证，咳嗽昼夜不安，甚至喘不得眠者，暑邪入于肺络，宜葶苈、枇杷叶、六一散［59］等味。 雄按：吴本咳嗽下有"喘逆，面赤，气粗"六字，而无"甚至"句。

人但知暑伤肺气则肺虚，而不知暑滞肺络则肺实。葶苈引滑石，直泻肺邪，则病自除。吴子音曰：业师张友樵治一酒客，夏月痰咳气喘，夜不得卧，服凉药及开气药不效，有议用人参、麦冬等药者，师诊其脉，右寸数实，此肺实，非肺虚也，投以人参则立毙矣。遂与此方煎服立愈。明年复感客邪，壅遏肺气，喘咳复作，医有以葶苈进者，服之不效，反烦闷汗泄。师脉其右寸浮数，口渴恶热，冷汗自出，喘急烦闷，曰热邪内壅，肺气郁极，是以逼汗外出，非气虚自汗也。服葶苈而反烦闷者，肺热极盛，与苦寒相格拒也。夫肺苦气上逆，本宜苦以泄之。而肺欲散，又当兼食辛以散之。与麻杏甘膏汤［98］一剂，肺气得通，而喘止汗敛，诸证悉平矣。杨云：余曾治一酒客大喘，用《金鉴》苏葶丸而愈，亦与此同。此盖湿热上壅之证也。至案内所云服此益甚，则外感束其肺热，用此降之，则外感反内陷，而病益甚。麻杏甘石，正祛外感而清内热之方，故速愈。张君用药则是，而立论高而不切，非垂教后学之法也。

十九、湿热证，十余日，大势已退，惟口渴汗出，骨节雄按：吴本有"隐"字。**痛，**雄按：吴本下有"不舒，小便赤涩不利"八字。**余邪留滞经络，宜元米**即糯米。**汤泡于术，隔一宿去术，煎饮。**

病后湿邪未尽，阴液先伤，故口渴身痛。此时救液则助湿，治湿则劫阴，宗仲景麻沸汤之法，取气不取味，走阳不走阴。佐以元米汤，养阴逐湿，两擅其长。杨云：煎法精妙，注亦明析。汪按：此身痛一证，乃湿滞之的验。则口渴，未必非湿淫于内而引饮也，然津液亦必须顾虑。以术治湿，不用煎而用泡，既巧妙亦周致。雄按：用沙参、麦冬、石斛、枇杷叶等味，冬瓜汤煎服亦可。汪按：用冬瓜灵妙，宜加丝瓜络。

二十、湿热证，数日后，汗出热不除，或痉，忽头痛不止者，营液大亏，厥阳风火上升，宜羚羊角、蔓荆子、钩藤、元参、生地、女贞子等味。雄按：吴本无女贞，有白芍。杨云：白芍不如女贞。

湿热伤营，肝风上逆，血不荣筋而痉，上升颠顶则头痛。热气已退，木气独张，故痉而不厥。投剂以熄风为标，养阴为本。雄按：蔓荆，不若以菊花、桑叶易之。杨云：蔓荆，最无谓，所易甚佳。汪按：枸杞子亦可用，不嫌其腻。

二十一、湿热证，胸痞，发热，肌肉微疼，始终无汗者，腠理暑邪内闭，雄按：吴本无此四字，作"气机拂郁，湿热不能达外"。杨云：吴本胜于原本。**宜六一散[59]一两，薄荷叶三四分**雄按：吴本作"三四十片"。**泡汤调下，即汗解。**

湿病发汗，昔贤有禁。此不微汗之，病必不除。盖既有不可汗之大戒，复有得汗始解之治法，临证者当知所变通矣。吴云：此湿热蕴遏，气郁不宣，故宜辛凉解散。汗出，灌浴之辈最多此患。若加头痛，恶寒，便宜用香薷温散矣。章云：湿病固非一概禁汗者，故仲景有麻黄加术汤等法。但寒湿在表，法当汗解。湿热在里，必当清利。今以暑湿闭于腠理，故以滑石利毛窍。若闭于经者，又当通其经络可知矣。汪按：吴本薄荷较多，则非微汗矣。

二十二、湿热证，按法治之数日后，或吐下一时并至者，中气亏损，升降悖逆，宜生谷芽、莲心、雄按：当是莲子。扁豆、米仁、半夏、甘草、茯苓等味，甚者用理中法 [45]。雄按：吴本无此条。若可用理中法者，必是过服寒凉所致。

升降悖逆，法当和中，犹之霍乱之用六和汤也。若太阴惫甚，中气不支，非理中不可。忽然吐下，更当细审脉证，有无重感别邪，或伤饮食。雄按：亦有因忿怒而致者，须和肝胃。

二十三、湿热证，十余日后，左关弦数，腹时痛，时圊血，肛门热痛，血液内燥，热邪传入厥阴之证，宜仿白头翁法 [99]。

热入厥阴而下利，即不圊血，亦当宗仲景治热利法。若竟逼入营阴，安得不用白头翁汤，凉血而散邪乎。设热入阳明而下利，即不圊血，又宜师仲景下利、谵语，用小承气汤 [39] 之法矣。雄按：章氏谓小承气汤，乃治厥阴热利。若热入阳明而下利，当用黄芩汤 [9]。此不知《伤寒论》有简误之文也。本文云"下利，谵语者"，有燥矢也，宜小承气汤。既有燥矢，则为太阴转入阳明之证，与厥阴无涉矣。湿热入阳明而下利，原宜宗黄芩汤为法。其有燥矢而谵语者，未尝无其候也，则小承气亦可援例引用焉。

二十四、湿热证，十余日后，尺脉数，下利，或咽痛，口渴，心烦，下泉不足，热邪直犯少阴之证，宜仿猪肤汤［3］凉润法。

同一下利，有厥少之分，则药有寒凉之异。谓厥阴宜寒，少阴宜凉也。然少阴有便脓之候，不可不细审也。

二十五、湿热证，身冷，脉细，汗泄，胸痞，口渴，舌白，湿中少阴之阳，宜人参、白术、附子、茯苓、益智等味。雄按：吴本无此条。杨云：此等证固有之。然本论湿热，却夹入寒湿，又不提明药误，岂不自乱其例。

此条湿邪伤阳，理合扶阳逐湿。口渴为少阴证，乌得妄用寒凉耶。津液出于舌下，少阴经之廉泉穴。故凡少阴受邪，津液不升则渴。然胸痞、舌白，当加厚朴、半夏，或干姜，恐参、术太壅气也。渴者，湿遏阳气，不化津液以上升，非热也。雄按：此湿热病之类证，乃寒湿也，故伤人之阳气。或湿热证，治不如法，但与清热，失于化湿，亦有此变。但口渴而兼身冷，脉细，汗泄，舌白诸证者，固属阴证，宜温还须察其二便。如溲赤且短，便热极臭者，仍是湿热蕴伏之阳证。虽露虚寒之假象，不可轻投温补也。章氏所云"湿遏阳气，不化津液"之渴，又为太阴证，而非少阴证矣。

二十六、暑月病初起，但恶寒，面黄，口不渴，神倦，四肢懒，脉沉弱，腹痛下利，湿困太阴之阳，宜仿缩脾饮［100］。甚则大顺散［60］、来复丹［84］等法。雄按：吴本无此条。

暑月为阳气外泄，阴气内耗之时，故热邪伤阴，阳明消烁，宜清宜凉。雄按：此治暑之正法眼藏。太阴告困，湿浊弥漫，宜温宜散。雄按：凡寒湿为病，虽在暑月，忌用凉药，宜舍时从证也。昔贤虽知分别论治，惜不能界画清厘，而创阴暑等名，贻误后学不少。徐洄溪云：天有阴暑，人间有阴热矣。一语破的。汪按：如夏日有阴暑，冬日当有阳寒乎？倘冬日感病，而医者云此为阳寒，治宜凉药，未有不嗤其妄者。而阴暑之名，乃相沿数百年，积非胜是，不可解也。**古法最详，医者鉴诸。**仲景谓自利不渴者，属太阴，以其脏有寒故也。今湿重，恶寒不发热，即为太阴证之寒湿也。如或肢冷，脉细，必须姜附理中法［45］。

二十七、湿热证，按法治之，诸证皆退，惟目瞑则惊悸梦惕，余邪内留，胆气未舒，宜酒浸郁李仁、姜汁炒枣仁、猪胆皮等味。雄按：吴本无此条。

滑可去著，郁李仁性最滑脱，古人治惊后，肝系滞而不下，始终目不瞑者用之，以下肝系而去滞。此证借用，良由湿热之邪留于胆中。胆为清虚之府，藏而不泻，是以病去而内留之邪不去。寐则阳气行于阴，胆热内扰，肝魂不安，用郁李仁以泄邪。而以酒行之，酒气独归胆也。枣仁之酸，入肝安神，而以姜汁制，安神而又兼散邪也。肝性喜凉散，枣仁、姜汁太温，似宜酌加凉品。雄按：此释甚是。如黄连、山栀、竹茹、桑叶，皆可佐也。

二十八、湿热证，曾开泄下夺，恶候皆平，独神思不清，倦语，不思食，溺数，唇齿干，胃气不输，肺气不布，元神大亏，宜人参、麦冬、石斛、木瓜、生甘草、生谷芽、鲜莲子等味。雄按：吴本无此条。汪按：百合似亦可用。

开泄下夺，恶候皆平，正亦大伤，故见证多气虚之象，理合清补元气。若用腻滞阴药，去生便远。雄按：此肺胃气液两虚之证，故宜清补。不但阴腻不可用，且与脾虚之宜于守补温运者亦异。杨云：分别极清。

二十九、湿热证，四五日，忽大汗出，手足冷，脉细如丝或绝，口渴茎痛，而起坐自如，神清语亮，乃汗出过多，卫外之阳暂亡，湿热之邪仍结，一时表里不通，脉故伏，非真阳外脱也，宜五苓散［21］去术，加滑石、酒炒川连、生地、芪皮等味。雄按：吴本无川连、生地。

此条脉证全似亡阳之候，独于举动、神气，得其真情。噫！此医之所以贵识见也。以口渴茎痛，知其邪结；以神清语亮，知非脱证。雄按：此条原注全似评赞，章氏以为自注，究可疑也。至卫阳暂亡，必由误表所致。湿热仍结，阴液已伤，故以四苓加滑石导湿下行；川连、生地，清火救阴；芪皮，固其卫气。用法颇极周密。杨云：发明方意精当。汪按：此注当亦后人所附评语。且此证世所罕见，况亡阳脱证，起坐自如，神清语亮者亦不少。据以辨证，似不甚明确，惟口渴茎痛，为亡阳所无耳。

三十、湿热证，发痉神昏，独足冷，阴缩，下体外受客寒，仍宜从湿热治，只用辛温之品煎汤熏洗。杨云：仍从湿热治是矣。辛温熏洗，不愈益其湿乎？不惟治下而遗上也。汪按：熏洗似无大碍，但未必有益。

阴缩为厥阴之外候，合之足冷，全似虚寒。乃谛观本证，无一属虚。始知寒客下体，一时营气不达，不但证非虚寒，并非上热下寒之可拟也。仍从湿热治之，又何疑耶。发痉神昏，邪犯肝心。若邪重内闭，厥阴将绝，必囊缩足冷，而舌亦卷，是邪深垂死之证。本非虚寒，今云由外受客寒，临证更当详细察问为要。雄按：此条本文颇有语病，恐非生白手笔。

三十一、湿热证，初起壮热，口渴，脘闷懊憹，眼欲闭，时谵语，浊邪蒙闭上焦，宜涌泄，用枳壳、桔梗、淡豆豉、生山栀。无汗者，加葛根。

此与第九条宜参看。彼属余邪，法当轻散。余邪不净者，自无壮热、谵语等证，必与初起邪势重者形状不同。此则浊邪蒙闭上焦，故懊憹脘闷；眼欲闭者，肺气不舒也；时谵语者，邪郁心包也。若投轻剂，病必不除。经曰：高者越之，用栀豉汤 [11]。涌泄之剂，引胃脘之阳，而开心胸之表，邪从吐散。若舌苔薄而清者，邪未胶结，可吐散。如舌苔厚而有根，浊邪瘀结，须重用辛开苦降。如吐之，邪结不得出，反使气逆而变他证矣。雄按：此释甚是。病在上焦，浊邪未结，故可越之。若已结在中焦，岂可引吐。不但湿热证吐法宜慎也，即痰饮证之宜于取吐者，亦有辨别要诀。赵恕轩《串雅》云：宜吐之证，必须看痰色。吐在壁上，须其痰干之后，有光亮如蜗牛之涎者，无论痰在何经，皆可吐也。若痰干之后，无光亮之色，切忌用吐。彼验痰渍，此验舌苔，用吐者识之。又按：何报之云：子和治病，不论何证，皆以汗吐下三法取效，此有至理存焉。盖万病非热则寒，寒者，气不运而滞；热者，气亦壅而不运。气不运则热郁、痰生、血停、食积种种，阻塞于中矣。人身气血贵通，而不贵塞，非三法何由通乎，又去邪即所以补正，邪去则正自复。但以平淡之饮食调之，不数日而精神勃发矣。故妇人不孕者，此法行后即孕，阴阳和畅也。男子阳道骤兴，非其明验乎? 后人不明其理，而不敢用，但以温补为稳，杀人如麻，可叹也。汪按：何说乃据"倒仓法"言之。

三十二、湿热证，经水适来，壮热口渴，谵语神昏，胸腹痛，或舌无苔，脉滑数，邪陷营分，宜大剂犀角、紫草、茜根、贯众、连翘、鲜菖蒲、银花露等味。雄按：世人但知小柴胡汤一法，而不分伤寒、温暑之病何也? 淦按：茜根，不若以丹皮、赤芍易之。

热入血室，不独妇女，男子亦有之。不第凉血，并须解毒。然必重剂，乃可奏功。仲景谓阳明病下血谵语者，此为热入血室，即指男子而言，故无经水适来之语。

三十三、热证上下失血，或汗血，毒邪深入营分，走窜欲泄，宜大剂犀角、生地、赤芍、丹皮、连翘、紫草、茜根、银花等味。雄按：以上四条，吴本无之。丹皮虽凉血，而气香走泄，能发汗，惟血热而瘀者宜之。又善动呕，胃弱者勿用。

热逼而上下失血，汗血，势极危，而犹不即坏者，以毒从血出，生机在是。大进凉血解毒之剂，以救阴而泄邪，邪解而血自止矣。血止后，须进参、芪善后乃得。汪按：善后宜兼养血。汗血，即张氏所谓肌衄也。《内经》谓：热淫于内，治以咸寒，方中当增入咸寒之味。此说未知何人所注，亦甚有理也。汪按：可加牡蛎，并有止汗之功，不嫌其涩。此注乃后人所附评语，未羼入原注也。他条俱与原注并合，不可分析矣。雄按：此条本文，但云热证，是感受暑热而不挟湿邪者也。暑热之气极易伤营，故有是证。章氏乃云"此篇所谓湿热，即是暑也"。然则此条不曰湿热，而曰热者，又是何病耶？夫寒暑二气《易经》即以往来对待言之矣。后之妄逞臆说者，真是冷热未知。辛甫云：辩得是。

三十四、湿热证，七八日，口不渴，声不出，与饮食亦不却。雄按：吴本有"二便自通"句。**默默不语，神识昏迷，进辛香凉泄，芳香逐秽，俱不效。此邪入**雄按：吴本下有"手"字。**厥阴，主客浑受，宜仿吴又可三甲散[101]。醉地鳖虫、醋炒鳖甲、土炒穿山甲、生僵蚕、**雄按：吴本无此味。**柴胡、桃仁泥等味。**

暑湿先伤阳分，然病久不解者，必及于阴，阴阳两困，气钝血滞，而暑湿不得外泄，雄按：据章氏以此为薛氏自注，然叠以暑、湿二气并言，以解湿热病证。若谓暑中原有湿，则暑下之湿又为何物乎？一笑。余恐后学迷惑，故不觉其饶舌也。遂深入厥阴，络脉凝瘀，使一阳少阳生气也。不能萌动，生气有降无升，心主阻遏，灵气不通，所以神不清而昏迷默默也。破滞通瘀，斯络脉通而邪得解矣。

海昌许益斋云：此条即伤寒门百合病之类。赵以德、张路玉、陶厚堂以为心病，徐忠可以为肺病，本论又出厥阴治法。良以百脉一宗，悉致其病。元气不布，邪气淹留，乃祖仲景法。用异类灵动之物鳖甲入厥阴，用柴胡引之，俾阴中之邪，尽达于表；虫入血，用桃仁引之，俾血分之邪尽泄于下；山甲入络，用僵蚕引之，俾络中之邪亦从风化而散。缘病久气钝血滞，非拘于恒法所能愈也。汪按：此有神昏一证，可知其非百合病矣，故与百合病异治。百合病究宜治肺为是。

三十五、湿热证，口渴，苔黄起刺，脉弦缓，囊缩舌硬，谵语，昏不知人，两手撮搦，津枯邪滞，宜鲜生地、芦根、生首乌、鲜稻根等味。若脉有力，大便不通，大黄亦可加入。雄按：吴本无此条。汪按：首乌味涩，似未妥。

胃津劫夺，热邪内据，非润下以泄邪则不能达，故仿承气之例，以甘凉易苦寒。正恐胃气受伤，胃津不复也。

三十六、湿热证，发痉，撮空神昏，笑妄，舌苔干黄起刺，或转黑色，大便不通者，热邪闭结胃腑，宜用承气汤[6]下之。

雄按：此下十一条，从吴本补入。

撮空一证，昔贤谓非大实即大虚。虚则神明涣散，将有脱绝之虞；实则神明被逼，故多撩乱之象。今舌苔黄刺干涩，大便闭而不通，其为热邪内结，阳明腑热显然矣。徒事清热泄邪，止能散络中流走之热，不能除胃中蕴结之邪，故假承气以通地道。然舌不干黄起刺者，不可投也。雄按：第二十八条有"曾开泄下夺"之文，则湿热病原有可下之证。惟湿未化，燥腑实未结者，不可下耳，下之则利不止。如已燥结，亟宜下夺。否则垢浊熏蒸，神明蔽塞，腐肠烁液，莫可挽回。较彼伤寒之下不嫌迟，去死更速也。杨云：通透之论。

承气用硝黄，所以逐阳明之燥火实热，原非湿热内滞者所宜用。然胃中津液为热所耗，甚至撮空撩乱，舌苔干黄起刺，此时胃热极盛，胃津告竭，湿火转成燥火，故用承气以攻下。承气者，所以承接未亡之阴气于一线也。湿温病至此亦危矣哉。汪按：治温热与伤寒异，而温热坏证多与伤寒同。

雄按：董废翁云：外感之邪，既不得从元腑透达，则必向里而走空隙。而十二脏腑之中，惟胃为水谷之海，其上有口，其下有口，最虚而善受，故诸邪皆能入之。邪入则胃实矣，胃实则津液干矣，津液干则死矣。杨乘六云：此言道尽感证致死根由。彼肆用风燥之剂劫液，夭人生命者，正坐不知此义耳。余谓凡治感证，须先审其胃汁之盛衰。如邪渐化热，即当濡润胃腑，俾得流通，则热有出路，液自不伤，斯为善治。若恃承气汤，为焦头烂额之客，讵非曲突徙薪之不早耶！杨云：陈修园自谓读《伤寒论》数十年，然后悟出"存津液"三字，而其用药仍偏辛燥，不知其所悟者何在？得孟英反复申明，迷者庶可大悟乎！汪按：此条语语破的，杨评亦妙。存津液固为治温暑诸证之要务，然非专恃承气汤急下存津一法也。

三十七、湿热证，壮热口渴，自汗身重，胸痞，脉洪大而长者，此太阴之湿与阳明之热相合，宜白虎加苍术汤［102］。

热渴自汗，阳明之热也。胸痞身重，太阴之湿兼见矣；脉洪大而长，知湿热滞于阳明之经，故用苍术白虎汤以清热散湿，然乃热多湿少之候。雄按：徐氏云：暑不挟湿，苍术禁用。

白虎汤［7］，仲景用以清阳明无形之燥热也。胃汁枯涸者，加人参以生津，名曰白虎加人参汤［8］；雄按：余于血虚加生地，精虚加枸杞，有痰者加半夏，用之无不神效。身中素有痹气者，加桂枝以通络，名曰桂枝白虎汤［89］，而其实意在清胃热也。是以后人治暑热伤气，身热而渴者，亦用白虎加人参汤。热渴汗泄，肢节烦疼者，亦用白虎加桂枝汤。胸痞身重兼见，则于白虎汤中加入苍术，以理太阴之湿。寒热往来兼集，则于白虎汤中加入柴胡，以散半表半里之邪。雄按：余治暑邪炽盛，热渴汗泄，而痞满气滞者，以白虎加厚朴极效。凡此皆热盛，阳明他证兼见，故用白虎清热，而复各随证以加减。杨云：此论极圆活，可悟古方加减之法。苟非热渴汗泄，脉洪大者，白虎便不可投。辨证察脉，最宜详审也。雄按：热渴汗泄，而脉虚者，宜甘药以养肺胃之津。汪按：若大汗脉虚，身凉不热，口润不渴，则为亡阳脱证，非参附回阳，不能挽救。洄溪《医论》谓：阳未亡，则以凉药止汗。阳已亡，则以热药止汗。此中转变，介在几微，辨之精且详矣，学者宜究心焉。

三十八、湿热证，湿热伤气，四肢困倦，精神减少，身热气高，心烦溺黄，口渴自汗，脉虚者，东垣用清暑益气汤［103］主治。

同一热渴自汗，而脉虚、神倦，便是中气受伤，而非阳明郁热。清暑益气汤，乃东垣所制，方中药味颇多，学者当于临证时斟酌去取可也。

雄按：此脉此证，自宜清暑益气以为治。但东垣之方，虽有清暑之名，而无清暑之实。观江南仲治孙子华之案、程杏轩治汪木工之案可知，故临证时须斟酌去取也。汪按：清暑益气汤，洄溪讥其用药杂乱固当，此云无清暑之实尤确。余每治此等证，辄用西洋参、石斛、麦冬、黄连、竹叶、荷秆、知母、甘草、粳米、西瓜翠衣等，以清暑热而益元气，无不应手取效也。汪按：此方较东垣之方为妥，然黄连尚宜酌用。

三十九、暑月热伤元气，气短倦怠，口渴多汗，肺虚而咳者，宜人参、麦冬、五味子等味。汪按：徐洄溪谓：麦冬、五味，咳证大忌，惟不咳者可用，是也。

此即《千金》生脉散也。与第十八条同一肺病，而气粗与气短有分，则肺实与肺虚各异。实则泻，而虚则补，一定之理也。然方名生脉，则热伤气之脉虚欲绝可知矣。汪按：脉虚为的验。若弦数者，岂可轻试乎？

雄按：徐洄溪云：此伤暑之后，存其津液之方也。观方下治证，无一字治暑邪者，庸医以之治暑病，误之甚矣。其命名之意，即于复脉汤内，取用参、麦二味，因止汗，故加五味子。近人不论何病，每用此方收住邪气，杀人无算。用此方者，须详审其邪之有无，不可徇俗而视为治暑之剂也。

四十、暑月乘凉饮冷，阳气为阴寒所遏，皮肤蒸热，凛凛畏寒，头痛头重，自汗烦渴，或腹痛吐泻者，宜香薷、厚朴、扁豆等味。 汪按：香薷，惟暑月受凉无汗者宜之，有汗者宜慎用。

此由避暑而感受寒湿之邪，虽病于暑月，而实非暑病。昔人不曰暑月伤寒湿，而曰阴暑，以致后人淆惑，贻误匪轻，今特正之。其用香薷之辛温，以散阴邪，而发越阳气；厚朴之苦温，除湿邪，而通行滞气；扁豆甘淡，行水和中。倘无恶寒头痛之表证，即无取香薷之辛香走窜矣。无腹痛吐利之里证，亦无取厚朴、扁豆之疏滞和中矣。故热渴甚者，加黄连以清暑，名四味香薷饮。减去扁豆，名黄连香薷饮。湿盛于里，腹膨泄泻者，去黄连，加茯苓、甘草，名五物香薷饮。若中虚气怯，汗出多者，加人参、芪、白术、橘皮、木瓜，名十味香薷饮。然香薷之用，总为寒湿外袭而设，杨云：古人亦云夏月之用香薷，犹冬月之用麻黄。不可用以治不挟寒湿之暑热也。略参拙意。汪按：十味香薷饮，用药亦太杂。

四十一、湿热内滞太阴，郁久而为滞下，其证胸痞腹痛，下坠窘迫，脓血稠黏，里结后重，脉软数者，宜厚朴、黄芩、神曲、广皮、木香、槟榔、柴胡、煨葛根、银花炭、荆芥炭等味。 汪按：柴葛终嫌不妥。凡病身热脉数，是其常也。惟痢疾，身热脉数，其证必重。

古之所谓滞下，即今所谓痢疾也。由湿热之邪，内伏太阴，阻遏气机，以致太阴失健运，少阳失疏达。热郁湿蒸，传导失其常度，蒸为败浊，脓血下注肛门，故后重气壅不化，仍数至圊，而不能便，伤气则下白，伤血则下赤，气血并伤，赤白兼下。湿热盛极，痢成五色。汪按：昔人有谓红痢属热，白痢属寒者，谬说也。痢疾大抵皆由暑热，其由于寒者，千不得一。惟红属血，白属气，则为定论。故用厚朴除湿而行滞气，槟榔下逆而破结气，黄芩清庚金之热，木香、神曲疏中气之滞，葛根升下陷之胃气，柴胡升土中之木气。汪按：蛮升无益而有害。热侵血分而便血，以银花、荆芥，入营清热。汪按：地榆炭、丹皮炭，亦可用。若热盛于里，当用黄连以清热；大实而痛，宜增大黄以逐邪。昔张洁古制芍药汤，以治血痢方，用归、芍、芩、连、大黄、木香、槟榔、甘草、桂心等味，而以芍药名汤者，盖谓下血必调藏血之脏，故用之为君，不特欲其土中泻木，抑亦赖以敛肝和阴也。然芍药味酸性敛，终非湿热内蕴者所宜服。汪按：芍药、甘草，乃治痢疾腹痛之圣剂，与湿热毫无所碍，不必疑虑。倘遇痢久中虚，而宜用芍药、甘草之化土者，恐难任芩、连、大黄之苦寒，木香、槟榔之破气。若其下痢初作，湿热正盛者，白芍酸敛滞邪，断不可投。汪按：初起用之亦无碍，并不滞邪，已屡试矣。此虽昔人已试之成方，不敢引为后学之楷式也。

雄按：呕恶者，忌木香；汪按：后重非木香不能除，则用木香佐以止呕之品可也。无表证者，忌柴葛。汪按：即有表证亦宜慎用。盖胃以下行为顺，滞下者，垢浊欲下而气滞也。杂以升药，浊气反上冲而为呕恶矣。汪按：升清降浊则可，今反升浊，岂不大谬。至洁古芍药汤之桂心，极宜审用。苟热邪内盛者，虽有芩、连、大黄之监制，亦恐其有跋扈之患也。若芍药之酸，不过苦中兼有酸味。考《本经》原主除血痹，破坚积，寒热疝瘕，为敛肝气、破血中气结之药，仲圣于腹中满痛之证多用之。故太阴病，脉弱，其人续自便利，设当行大黄、芍药者，宜减之。以胃气弱，易动故也。盖大黄开阳结，芍药开阴结，自便利者，宜减。则欲下而窒滞不行之痢。正宜用矣。杨云：是极。芍药汤，治湿热下利，屡有奇效，其功全在芍药，但桂心亦须除去为妥。汪按：白芍开结，佐以甘草和中，必不有碍胃气，乃治痢必用之品，不但治血痢也。况白芍之酸，嗽证尚且不忌，则治痢用之有何顾忌乎。

四十二、痢久伤阳，脉虚滑脱者，真人养脏汤［106］加甘草、当归、白芍。

脾阳虚者，当补而兼温。然方中用木香，必其腹痛未止，故兼疏滞气。用归、芍，必其阴分亏残，故兼和营阴。汪按：果系虚寒滑脱，固且温涩。今既云阴分亏残，岂可妄投温燥，以速其死乎？但痢虽脾疾，久必传肾。以肾为胃关，司下焦，而开窍于二阴也。汪按：所伤者肾阴，非肾阳也，蛮助肾阳何益？况火为土母，欲温土中之阳，必补命门之火。若虚寒甚而滑脱者，当加附子以补阳，不得杂入阴药矣。汪按：虚寒滑脱，诚宜参、附、粟壳，然忘却此篇本专论湿热病矣。

雄按：观此条，似非一瓢手笔，而注则断非本人自注。汪按：当亦后人所附评语。叶香岩云：夏月炎热，其气俱浮于外，故为蕃秀之月。过食寒冷，郁其暑热不得外达。汪按：亦有不食寒冷而患痢者。食物厚味，为内伏之火煅炼成积，伤于血分，则为红；伤于气分，则为白。气滞不行，火气逼迫于肛门，则为后重；滞于大肠，则为腹痛，故仲景用下药通之，河间、丹溪用调血和气而愈。此时令不得发越，至秋收敛于内而为痢也。汪按：亦有夏月即痢者。此理甚明，何得误认为寒，而用温寒之药。余历证四十余年，治痢惟以疏理，推荡清火而愈者，不计其数，观其服热药而死者甚多。汪按：余生平治痢，必宗叶氏之论。惟曾误服温涩者，每多不救，其余无不愈者。同志之士，慎勿为景岳之书所误以杀人也。汪按：可谓苦口婆心。无如世之宗景岳者，必不肯信从也。聂久吾云：痢疾投补太早，锢塞邪热在内，久而正气已虚，邪气犹盛，欲补而涩之则助邪，欲清而攻之则愈滑，多致不救。

汪按：幸而不死，亦必成休息痢，终身不瘥。徐洄溪云：夏秋之间，总由湿热积滞，与伤寒三阴之利不同。汪按：学者切记。后人竟用温补，杀人无算，触目伤怀。尤拙吾云：痢与泄泻，其病不同，其治亦异。泄泻多由寒湿，寒则宜温，湿则宜燥也。痢多成于湿热，热则宜清，湿则宜利也。虽泄泻有热证，毕竟寒多于热。痢病亦有寒证，毕竟热多于寒。是以泄泻经久，必伤于阳，而肿胀喘满之变生。痢病经久，必损于阴，而虚烦痿废之疾起。痢病兜涩太早，湿热流注，多成痛痹。泄泻疏利过当，中虚不复，多作脾劳。此余所亲历，非臆说也。或问：热则清，而寒则温是矣。均是湿也，或从利或从燥何欤？曰：寒湿者，寒从湿生，故宜苦温燥其中。湿热者，湿从热化，故宜甘淡滑石之类。汪按：茯苓、通草亦是。利其下。盖燥性多热，利药多寒，便利则热亦自去，中温则寒与湿①俱消。寒湿必本中虚，不可更行清利。湿热郁多成毒，不宜益以温燥也。合诸论而观之，可见痢久伤阳之证，乃绝无而仅有者。然则真人养脏汤，须慎重而审用矣。犹谓其杂用阴药，岂未闻下多亡阴之语乎？须知阳脱者，亦由阴先亡，而阳无依。如盏中之油干，则火灭也。汪按：辨得明畅，庶免误人。

　　四十三、痢久伤阴，虚坐努责者，宜用熟地炭、炒当归、炒白芍、炙甘草、广皮之属。

---

① 湿：原无，据前后文理及医理补。

里结欲便，坐久而仍不得便者，谓之虚坐努责。凡里结属火居多，火性传送至速，郁于大肠，窘迫欲便，而便仍不舒，故痢疾门中每用黄芩清火。甚者，用大黄逐热。若痢久血虚，血不足则生热，亦急迫欲便，但久坐而不得便耳。此热由血虚所生，故治以补血为主。里结与后重不同，里结者，急迫欲便；后重者，肛门重坠。里结有虚实之分，实为火邪有余，虚为营阴不足。后重有虚实之异，实为邪实下壅，虚由气虚下陷。是以治里结者，有清热、养阴之异；治后重者，有行气、升补之殊。虚实之辨，不可不明。汪按：辨析精细允当，言言金玉。

雄按：审属痢久而气虚下陷者，始可参用升补。若初痢不挟风邪，久痢不因气陷者，升、柴不可轻用，故喻氏逆流挽舟之说，尧封斥为伪法也。

四十四、暑湿内袭，腹痛吐利，胸痞脉缓者，湿浊内阻太阴，宜缩脾饮 [100]。

此暑湿浊邪伤太阴之气，以致土用不宣，太阴告困，故以芳香涤秽，辛燥化湿为制也。

雄按：虽曰暑湿内袭，其实乃暑微湿盛之证，故用药如此。汪按：此有脉缓可征，故宜用温药。

四十五、暑月饮冷过多，寒湿内留，水谷不分，上吐下泻，肢冷脉伏者，宜大顺散 [60]。

暑月过于贪凉，寒湿外袭者，有香薷饮。寒湿内侵者，有大顺散。夫吐泻，肢冷，脉伏，是脾胃之阳为寒湿所蒙，不得升越，故宜温热之剂，调脾胃，利气散寒。然广皮、茯苓，似不可少。此即仲景治阴邪内侵之霍乱，而用理中汤之旨乎。略参拙意。

雄按：此条明言暑月饮冷过多，寒湿内留，水谷不分之吐利，宜大顺散治之。是治暑月之寒湿病，非治暑也，读者不可草率致误。若肢冷脉伏，而有苔黄烦渴，溲赤便秘之兼证，即为暑热致病，误投此剂，祸不旋踵。汪按：洄溪论大顺散语，见第五卷本方下。

四十六、肠痛下利，胸痞烦躁，口渴，脉数大，按之豁然空者，宜冷香饮子 [107]。

此不特湿邪伤脾，抑且寒邪伤肾。烦躁热渴，极似阳邪为病，惟数大之脉，按之豁然而空，知其躁渴等证为虚阳外越，而非热邪内扰。故以此方冷服，俾下咽之后，冷气既消，热性乃发，庶药气与病气无捍格之虞也。

雄按：此证亦当详审。如果虚阳外越，则其渴也，必不嗜饮，其舌色必淡白，或红润而无干黄、黑燥之苔，其便溺必溏白，而非秽赤。苟不细察，贻误必多。《医师秘笈》仅载前三十五条，江白仙本与《温热赘言》于三十五条止采二十条，而多后之十一条。且编次互异，无从订正。偶于友人顾听泉学博处，见抄本《温热条辨》云：曩得于吴人陈秋垞赞府者，虽别无发明，而四十六条全列，殆原稿次序固如是耶？今从之，俾学者得窥全豹焉。

又按：喻氏云：湿温一证，即藏疫疠在内，一人受之，则为湿温；一方受之，则为疫疠。杨云：以下论治疫之法，纲领已具，学者于此究心焉，庶免多歧之惑。余谓此即仲圣所云"清浊互中"之邪也。石顾亦云：时疫之邪，皆从湿土郁蒸而发。土为受盛之区，平时污秽之物，无所不容。适当邪气蒸腾，不异瘴雾之毒，或发于山川原陆，或发于河井沟渠。人触之者，皆从口鼻流入膜原，而至阳明之经，脉必右盛于左。盖湿土之邪，以类相从，而犯于胃，所以右手脉盛也。阳明居太阳之里，少阳之外，为三阳经之中道，故初感一二日间，邪犯膜原，但觉背微恶寒，头额晕胀，胸膈痞满，手指酸麻，此为时疫之报使。与伤寒一感便发热头痛不同。至三日以后，邪乘表虚而外发，则有昏热头汗，或咽肿发斑之患。邪乘里虚而内陷，或挟饮食，则有呕逆，痞满，嘈杂，失血，自利，吐蛔之患。若其人平素津枯，兼有停滞，则有谵语，发狂言，舌苔黄黑，大便不通之患。平素阴亏，则有头面赤热，足膝逆冷，雄按：此二端亦有不属阴虚，而胃中浊气，上熏肺为热壅，无以清肃下行，而使然者。至夜发热之患。若喘哕，冷汗，烦扰瘛疭等证，皆因误治所致也。盖伤寒之邪，自表传里。温热之邪，自里达表。雄按：此谓伏气发为温热也。若外感风温、暑热，皆上焦先受。疫疠之邪，自阳明中道，随表里虚实而发，不循经络传次也。以邪既伏中道，不能一发便尽，雄按：夏之湿温，秋之伏暑，病机皆如此，治法有区别。故有得汗热除，二三日复热如前者；有得下里和，二三日复见表热者；有表和复见里证者，总由邪气内伏，故屡夺屡发，不可归咎于调理失宜，复伤风寒饮食也。汪按：此真阅历之言。外解无如香豉、葱白、连翘、薄荷之属，内清无如滑石、芩、连、山栀、人中黄之属，下夺无如硝、黄之属。如见发热自利，则宜葛根、芩、连；雄按：葛根宜慎用，余易以滑石、银花较妥。汪按：宜用绿豆。胸膈痞满，则宜枳、桔、香附；雄按：桔梗太升，须少用。香附太燥，宜酌用。余则以厚朴主湿满，石菖蒲主痰痞，贝母主郁结，皆妙。汪按：用制香附无碍。呕吐呃逆，则宜藿香、芩、连；雄按：热炽者，以竹茹、枇杷叶，易藿香。衄血下血，则宜犀角、丹皮；发斑咽痛，则宜犀角、牛蒡；亚枝云：发斑咽烂者，宜用锡类散[110]吹之。烦渴多汗，则宜知母、石膏；愈后食复劳复，则宜枳实、栀、豉。汪按：宜加竹茹。随证加萎蕤、茯苓、丹皮、芍药之类，汪按：姜蒸宜慎用。皆为合剂。而香豉、人中黄，又为时疫之专药，以其总解温热时行外内热毒也。顾雁庭云：喻氏治疫以解毒为主，即又可之专用大黄，叶氏之银花、金汁同用，皆此意也。雄按：松峰之青蒿、绿豆，亦犹是耳。当知其证虽有内外之殊，一皆火毒为患，绝无辛温发散之例。每见穷乡僻壤，无医药之处，热极恣饮凉水，多有涨然汗出而解者。汪按：昔人亦有"多饮杀人"之戒须知。又见乡人有捣鲜车前草汁饮之者，甚妙。此非宜寒凉，不宜辛热之明验乎。顾雁庭云：脉证不必大凉，而服大凉之药，似有害而终无害者，疫也。脉证可进温补而投温补之剂，始似安而渐不安者，疫也。雄按：疫证皆属热毒，不过有微甚之分耳。间有服温补而得生者，必本非疫证，偶病于疫疠盛行之际，遂亦误指为疫也。或热邪不重，过服寒凉，亦宜温补回春，然非疫疠正治之法，学者辨之。汪按：温补得生者，乃暑月乘凉饮冷，中于寒湿之病，与中于热毒之病大相径庭，故云本非疫证。读者不以辞害意可也。故一切风燥辛热，皆不可犯。每见粗工，用羌、独、柴、前、苍、芷、芎、防之类，引火上逆，亢热弥甚者。以风燥之药，性皆上升横散，如炉冶得鼓铸之力也。用朴、半、槟榔、青皮、木香等耗气之药，胸膈愈加痞满者，汪按：庸手见此必指为虚，揠苗助长之道也。雄按：又可达原饮，必湿盛热微者可用，未可执为定法。有下证已具，而迟疑不敢攻下，屡用芩、连不应者，此与扬汤止沸不殊也。至于发狂谵语，舌苔焦黑，而大便自利，证实脉虚，不可攻者，雄按：清热救阴，间亦可愈。及烦热痞闷，冷汗喘乏，四肢逆冷，六脉虚微，不受补者，皆难图治也。时疫变证多端，未能一一曲尽，聊陈大略如此。雄按：小儿痘证，多挟疫疠之气而发。伍氏谓痘毒藏于脾经，正与此论合。故费氏专讲痘疫，以救非常痘证之偏，厥功伟矣。后人不察，訾其偏任寒凉，盖未知痘之同于疫也。审其为疫，必宗其法。又可曾亦论及，近惟王清任知之。

余谓麻疹，亦有因疫疠之气而发者，故治法亦与温热相垺也。习幼科者，于温热暑疫诸证因，其可不细心讨究耶？汪按：治痘专任寒凉，究非正轨，痘证本与斑疹不同也。此谓费氏之法，特以救非常之痘，则知寻常之痘，未可概施。若奉费氏为治痘定法，而置温托诸法于不用，是又大误矣。即如温热病，固大忌温补，而病情万变，至其坏证，却与伤寒坏证无异，有必须温补挽救者，亦不可执一也。然岂可奉温补为治温热病之定法乎。

又按：李东垣云：脾胃受劳役之疾，饮食又复失节，耽病日久，及事息心安，饱食太甚，病乃大作。向者，壬辰改元，京师戒严，迨三月下旬，受敌者凡半月。解围之后，都人之不受病者，万无一二。既病而死者，继踵不绝。都门十有二所，每日各门所送，多者二千，少者不下一千，似此者几三月。此百万人，岂俱感风寒外伤者耶？大抵人在围城中，饮食失节，劳役所伤，不待言而知。由其朝饥暮饱，起居不时，寒温失所，动经两三月，胃气亏乏久矣。一旦饱食太过，感而伤人，而又调治失宜，或发表，或攻下，致变结胸发黄，又以陷胸、茵陈等汤下之，无不死者。盖初非伤寒，以误治而变似真伤寒之证，皆药之罪也。因以生平已试之效，著《内外伤辨惑论》一篇云。

俞惺斋曰：此即大兵之后，继以大疫之谓也。观此论，而始晓然于劳役饥饱之病源，诚哉，其为内伤矣。必如是之疫，不宜凉泻，而宜温养矣。若白虎、承气、达原饮，正犯东垣所诃责也。考其时，为金天兴元年，因蒙古兵退而改元耳。寻以疫后，医师、僧道、园户、卖棺者，擅厚利，命有司倍征，以助国用，民生其时岂不苦极。若太平之世，民皆逸乐饱暖，纵有劳役及饮食失节者，不过经营辛苦之辈，设不兼外感，亦不遽病，故如是之疫绝无，而恰合东垣《内伤论》之病亦甚少。惟饱暖思淫欲，凡逸乐者，真阴每耗，则外感病中之阴虚证，反不少耳。

又按：罗谦甫云：总帅相公，年近七旬，南征过扬州，俘虏万余口，内选美色室女近笄者四，置于左右。余曰：新虏之人，其惊忧之气蓄于内，加以饮食失节，多致疾病，近之则邪气传染，为害最大。况年高气弱，尤宜慎也。总帅不听，至腊月班师，大雪，新虏人冻馁，皆病头疼咳嗽，自利腹痛，多致死亡。正月至汴，相公因赴贺宴，痛饮数次，遂病脉沉细而弦，三四动一止，见证与新虏人无异，三日而卒。《内经》云：乘年之虚，遇月之空，失时之和，因而感邪，其气至骨，可不畏哉！俞惺斋曰：按喻氏论疫，引仲景《平脉篇》中"寸口脉阴阳俱紧者"一节，阐发奥理。谓清邪中上，从鼻而入于阳；浊邪中下，从口而入于阴。在阳则发热头疼，项强颈挛；在阴则足膝逆冷，便溺妄出。大凡伤寒之邪，由外廓而入，故递传六经。疫邪由口鼻而入，故直达三焦，三焦相溷，内外不通，致有口烂食龈，声哑咽塞，痈脓下血，脐筑湫痛等变。治法：未病前，预饮芳香正气药，使邪不能入。若邪既入，则以逐秽为第一义，此与吴又可之论暗合。较之李罗二家所述劳役、忧惊、冻馁致病者迥别，然各有至理。医者须详察病因，谛参脉证而施治也。汪按：据此则知疫病之因不一，断不能执一方以概治矣。惟云因病致死，病气、尸气混合不正之气，种种恶秽，交结互蒸，人在其中，无隙可避，斯无人不病，是诚诸疫所同。然曩崇祯十六年，自八月至十月，京城大疫，猝然而死，医祷不及。后有外省人员到京，能识此证，看膝弯后有筋肿起，紫色无救，红色速刺出血，可无患。以此救活多人，病亦渐息，是亦医者所当知也。盖血出则疫毒外泄，故得生也。按：又有羊毛瘟者，病人心前背后有黑点，如虼蚤斑者是，也以小针于黑处挑之，即有毛出，须挑拔净尽乃愈。又《辍耕录》载：元伯颜平宋后，搜取大黄数十車，满载而去。班师过淮，俘掠之民及降卒，与北来大兵咸病疫，以大黄疗之，全活甚众。宋元《通鉴》载作耶律楚材灭夏之事，则大黄洵治疫之妙品也。又可《温疫论》赞大黄为起死神丹，原非杜撰。然则李罗二家之说，又未可为兵后病疫之定法矣。 汪按：李罗二说，虽非定法，然亦不可不知。近年所见颇有合于李罗之说者，但谓之非正疫治法则可。医家大抵各明一义，全在善读书者融会贯通也。盖今世谓治疫必宜温热之剂，固属谬论。然谓疫病，断无宜用温热者，则又胶滞之见矣。要在随证施治，用得其当耳。

雄按:《续医说》云：王宇泰谓圣散子方，因东坡先生作序，由是天下神之。宋末辛未年，永嘉瘟疫，服此方被害者不可胜纪。余阅《石林避暑录语》云：宣和间此药盛行于京师，太学生信之尤笃，杀人无算，医顿废之。昔坡翁谪居黄州时，其地濒江，多卑湿，而黄之居人所感者，或因中湿而病，或因雨水浸淫而得，所以服之多效。以是通行于世，遗祸无穷也。宏治癸丑年，吴中疫疠大作。吴邑令孙磐，令医人修合圣散子，遍施街衢，并以其方刊行。病者服之，十无一生，率皆狂躁昏瞀而死。噫！孙公之意本以活人，殊不知圣散子方中有附子、良姜、吴萸、豆蔻、麻黄、藿香等药，皆性味温燥，反助热邪，不死何待？苟不辨证。而一概施治，杀人利于刀剑。有能广此说以告人，亦仁者之一端也。余谓疫疠多属热邪，如老君神明散、务成萤火丸、仓公辟瘟丹、子建杀鬼丸，皆为禁剂。设好仁不好学，轻以传人，其祸可胜道哉。汪按：曰辨证，曰好学，皆宜著眼。此等温燥之方，本以治寒湿乃用。以治燥热，宜其杀人也。即此论而反观之，则知遇寒湿之证，而以治燥热之方投之，亦必杀人矣。故传方者，非轻淡平稳之方，切勿妄传，否则有利亦必有害也。夫以东坡之淹博，尚有误信圣散子之事，况下此者乎。今之缙绅先生，涉

猎医书，未经临证，率尔著书立说，多见其不知量也。汪按：洄
溪有"涉猎医书误人论"，语皆切中。

余师愚疫病篇

　　雄按：《鸡峰普济方》论外感诸疾有云：四时之中，有寒
暑燥湿风五气，相搏善变诸疾。今就五气中分其清浊，则暑燥
为天气，系清邪；风寒湿为地气，系浊邪。然则仲圣所云：清
邪中上者，不仅雾露之气已。而书传兵火之余，难免遗亡之憾。
否则疫乃大证，圣人立论，何其略耶？后贤论疫，各有精义，
亦皆本于仲圣清浊互中之旨。若但中暑燥之清邪，是淫热为病，
治法又与嘉言、又可异。汪按：须知此篇，乃专治燥热之疫，学者切
记，自不致误用矣。后人从未道及，惟秦皇士云：燥热疫邪，肺
胃先受，故时行热病，见唇焦，消渴者，宜用白虎汤[7]。惜
语焉未详。夫暑即热也，燥即火也。金石不堪其流烁，况人非
金石之质乎。徐后山《柳厓外编》尝云：乾隆甲子五六月间，
京都大暑，冰至五百文一斤，热死者无算，九门出榇，日至千
余。又纪文达公云：乾隆癸丑，京师大疫，以景岳法治者多死，
以又可法治者亦不验。桐乡冯鸿胪星实姬人，呼吸将绝，桐城
医士投大剂石膏，药应手而瘥。踵其法者，活人无算。道光癸
未，吾乡郭云台纂《证治针经》特采纪说，以补治疫之一法。
然纪氏不详姓氏，读之令人怅怅。越五载，毗陵庄制亭官于长
芦，重镌《疫疹一得》。书出，始知纪氏所目击者，乃余君师愚
也。原书初刻于乾隆甲寅，而世鲜流行，苟非庄氏，几失传矣。

汪按：余氏以亲所试验者，笔之于书，发前人所未发，非妄作也。无如世皆崇信温补，余氏之书，非所乐闻。间有信余氏之论者，又不问是否燥热为病，随手妄施，以致误人，论者益复集矢于余氏矣。此余氏之书所以不行于时也。然岂余氏之过者？昔王白田先生作石膏辨，力辟石膏以为受害者甚多，岂知误用之而杀人者，善用之即可救人乎。余读之，虽纯疵互见，而独识淫热之疫，别开生面，洵补昔贤之未逮，堪为仲景之功臣。不揣疏庸，节取而删润之，纂作圣经之纬。

论疫与伤寒似同而异

疫证初起，有似伤寒太阳阳明证者，然太阳阳明头痛，不至如破；而疫则头痛如劈，沉不能举。伤寒无汗，而疫则下身无汗，上身有汗，惟头汗更盛。头为诸阳之首，火性炎上，毒火盘踞于内，五液受其煎熬，热气上腾，如笼上熏蒸之露，故头汗独多。此又痛虽同而汗独异也。有似少阳而呕者，有似太阴自利者。少阳之呕，胁必痛；疫证之呕，胁不痛。因内有伏毒，邪火干胃，毒气上冲，频频而作。太阴自利，腹必满；疫证自利，腹不满。大肠为传送之官，热注大肠，有下恶垢者，有旁流清水者，有日及数十度者，此又证异而病同也。

论斑疹

余每论热疫不是伤寒，伤寒不发斑疹。或曰：热疫不是伤寒固已，至云伤寒不发斑疹，古人何以谓"伤寒，热未入胃，下之太早，热乘虚入胃，故发斑。热已入胃，不即下之，热不得泄，亦发斑"，斯何谓欤？曰：古人以温热皆统于伤寒，故

《内经》云"热病者，伤寒之类"也。《难经》分别五种之伤寒，《伤寒论》辨别五种之治法。既云热入胃，纵非温热，亦是寒邪化热，故可用白虎、三黄、化斑、解毒等汤，以凉解也。今人不悟此理，而因以自误误人。至论大者为斑，小者为疹。赤者胃热极，五死一生；紫黑者胃烂，九死一生。余断生死，则又不在斑之大小，紫黑，总以其形之松浮紧束为凭耳。如斑一出，松活浮于皮面，红如朱点纸，黑如墨涂肤，此毒之松活外见者，虽紫黑成片可生。一出虽小如粟，紧束有根，如履透针，如矢贯的，此毒之有根锢结者，纵不紫黑亦死。苟能细心审量神明于松浮紧束之间，决生死于临证之顷，始信余言之不谬也。

论治疫

仲景之书，原有十六卷，今世只传十卷，岂疫疹一门亦在遗亡之数欤？以致后世立说纷纷，至河间清热解毒之论出，有高人之见，异人之识，其旨既微，其意甚远。后人未广其说，而反以为偏。《冯氏锦囊》亦云斑疹不可发表，此所谓大中至正之论，惜未畅明其旨，后人何所适从。又可辨疫甚析，如头痛、发热、恶寒，不可认为伤寒表证。强发其汗，徒伤表气，热不退。又不可下，徒伤胃气。斯语已得其奥妙，奈何以疫气从口鼻而入，不传于胃，而传于膜原，此论似有语病。至用达原饮、三消、诸承气，犹有附会表里之意。惟熊恁昭《热疫志验》首用败毒散［108］去其爪牙，继用桔梗汤［52］，同为舟楫之剂，治胸膈手六经邪热。以手足少阳俱下膈，络胸中。三焦之气为火，同相火游行一身之表。膈与六经，乃至高之分。此药浮载，亦至高之剂。施于无形之中，随高下而退胸膈及六经之热，确系妙方。汪按：败毒散似未尽妥，究宜慎用。余今采用其法，减去硝、黄，以热疫乃无形之毒，难以当其猛烈。重用石膏，直入肺胃，先捣其窝巢之害，而十二经之患自易平矣。无不屡试屡验，明者察之。

论治疹

疹出于胃。古人言热未入胃而下之，热乘虚入胃，故发斑。热已入胃，不即下之，热不得泄，亦发斑。此指寒邪化热，误下失下而言。若疫疹未经表下，有热不一日而即发者。故余谓热疫有斑疹，伤寒无斑疹也。热疫之斑疹发之愈迟，其毒愈重。一病即发，以其胃本不虚，偶染疫邪，不能入胃。犹之墙垣高大，门户紧密，虽有小人，无从而入，此又可所谓达于膜原者也。有迟至四五日而仍不透者，非胃虚受毒已深，即发表攻里过当。胃为十二经之海，上下十二经，都朝宗于胃。胃能敷布十二经，荣养百骸，毫发之间，靡所不贯。毒既入胃，势必敷布于十二经，戕害百骸。使不有以杀其炎炎之势，则百骸受其煎熬，不危何待？疫既曰毒，其为火也明矣。火之为病，其害甚大，土遇之而焦，金遇之而熔，木遇之而焚，水不能胜则涸，故《易》曰：燥万物者，莫熯乎火，古人所谓元气之贼也。以是知火者，疹之根。疹者，火之苗也。如欲其苗之外透，非滋润其根，何能畅茂？一经表散，燔灼火焰，如火得风，其焰不愈炽乎？焰愈炽，苗愈遏矣。疹之因表而死者，比比然也。其有表而不死者，乃麻疹、风疹之类。有谓疹可治，而斑难治者，殆指疫疹为斑耳。夫疫疹亦何难治哉，但人不知用此法也。

论疫疹之脉不能表下

疫疹之脉，未有不数者。有浮大而数者，有沉细而数者，有不浮不沉而数者，有按之若隐若见者。此《灵枢》所谓"阳毒，伏匿之象也"，诊其脉，即知其病之吉凶。浮大而数者，其毒发扬，一经凉散，病自霍然。沉细而数者，其毒已深，大剂清解，犹可扑灭。至于若隐若见，或全伏者，其毒重矣，其证险矣。此脉得于初起者，间有得于七八日者颇多，何也？医者初认为寒重，用发表，先伤其阳；表而不散，继之以下，又伤其阴。殊不知伤寒五六日不解，法在当下，犹必审其脉之有力者宜之。疫热乃无形之毒，病形虽似大热，而脉象细数无力，所谓"壮火食气"也。若以无形之火热，而当硝黄之猛烈，热毒焉有不乘虚而深入耶？怯弱之人，不为阳脱，即为阴脱，气血稍能驾驭者，亦必脉转沉伏。变证峰起，或四肢逆冷，或神昏谵语，或郁冒直视，或遗溺旁流，甚至舌卷囊缩，循衣摸床。种种恶候，颇类伤寒，医者不悟，引邪入内，阳极似阴，而曰变成阴证。妄投参、桂，死如服毒，遍身青紫，口鼻流血。如未服热药者，即用大剂清瘟败毒饮[109]重加石膏，或可挽回。余因历救多人，故表而出之。

论疹形治法

松浮洒于皮面，或红或赤，或紫或黑。此毒之外见者。虽有恶证，不足虑也。若紧束有根，如从皮里钻出，其色青紫，宛如浮萍之背，多见于胸背，此胃热将烂之候，即宜大清胃热，兼凉其血，以清瘟败毒饮［109］加紫草、红花、桃仁、归尾，务使松活色淡，方可挽回。稍存疑虑，即不能救。

论疹色治法

血之体本红。血得其畅，则红而活，荣而润，敷布洋溢，是疹之佳境也。淡红有美有疵，色淡而润，此色之上者也。若淡而不荣，或娇而艳，干而滞，血之最热者。深红者，较淡红为稍重，亦血热之象，凉其血，即转淡红。色艳如胭脂，此血热之极，较深红为更恶，必大用凉血，始转深红，再凉其血而淡红矣。紫赤类鸡冠花，而更艳，较艳红为火更盛，不急凉之，必至变黑，须服清瘟败毒饮［109］加紫草、桃仁。细碎宛如粟米，红者谓之红砂，白者谓之白砂，疹后多有此证，乃余毒尽透，最美之境。愈后蜕皮。若初病未认是疫，后十日、半月而出者，烦躁作渴，大热不退，毒发于颔者，死不可救。

论发疮

疫毒发斑，毒之散者也。疫毒发疮，毒之聚者也。初起之时，恶寒发热，红肿硬痛，此毒之发扬者。但寒不热，平扁不起，此毒之内伏者。或发于要地，发于无名，发于头面，发于四肢，种种形状，总是疮证。何以知其疫毒所聚？寻常疮脉，洪大而数；疫毒之脉，沉细而数。寻常疮证，头或不痛；疫毒则头痛如劈，沉不能举，是其验也。稽其证，有目红面赤而青惨者，有忽汗忽呕者，有昏愦如迷者，有身热肢冷者，有腹痛不已者，有大吐干呕者，有大泄如注者，有谵语不止者，有妄闻妄见者，有大渴思冰者，有烦躁如狂者，有喊叫时作、若惊若惕者。病态多端，大率类是，误认寻常疮证，温托妄施，断不能救。

雄按：暑湿热疫诸病，皆能外发痈疮。然病人不自知其证发之由，外科亦但见其外露之疮，因而误事者最多，人亦仅知其死于外证也。噫！

论妊娠病疫

母之于胎，一气相连。盖胎赖母血以养，母病热疫，毒火蕴于血中，是母之血即毒血矣。苟不亟清其血中之毒，则胎能独无恙乎？须知胎热则动，胎凉则安，母病热疫，胎自热矣。竭力清解以凉血，使母病去，而胎可无虞。若不知此，而舍病以保胎，必至母子两不保也。至于产后以及病中，适逢经至，当以类推。若云产后经期，禁用凉剂，则误人性命，即在此言。

论闷证

疫疹初起，六脉细数沉伏，面色青惨，昏愦如迷，四肢逆冷，头汗如雨，其痛如劈，腹内搅肠，欲吐不吐，欲泄不泄，男则仰卧，女则覆卧，摇头鼓颔，百般不足，此为闷疫，毙不终朝。如欲挽回于万一，非大剂清瘟败毒饮［109］不可。医即敢用，病家决不敢服。与其束手待毙，不如含药而亡，虽然难矣哉。

雄按：所谓闷者，热毒深伏于内，而不发露于外也。渐伏渐深，入脏而死，不俟终日也。固已治法，宜刺曲池、委中，以泄营分之毒。再灌以紫雪［61］，清透伏邪，使其外越，*杨云：*

治法精良。或可挽回。清瘟败毒饮何可试耶？汪按：本方有遏抑，而无宣透，故决不可用。

疫疹治验

乾隆戊子年，吾邑疫疹流行。初起之时，先恶寒而后发热，头痛如劈，腰如被杖，腹如搅肠，呕泄兼作，大小同病，万人一辙。有作三阳治者，有作两感治者，有作霍乱治者。迨至两日，恶候蜂起，种种危证，难以枚举。如此死者，不可胜计。良由医者固执古方之所致也。要之，执伤寒之方以治疫，焉有不死者乎？是人之死，不死于病而死于药，不死于药而死于执古方之医也。疫证乃外来之淫热，非石膏不能取效。且医者意也，石膏者，寒水也，以寒胜热，以水胜火，投之百发百中。五月间，余亦染疫，凡邀治者不能赴诊，叩其证状，录方授之，互相传送，活人无算。癸丑京师多疫，即汪副宪冯鸿胪，亦以余方传送。服他药不效者，并皆霍然。故笔之于书，名曰清瘟败毒饮［109］。随证加减，详列于后。

雄按：吴门顾松园靖远，因父患热病，为庸医投参、附所杀。于是发愤习医，寒暑靡间者，阅三十年。尝著《医镜》十六卷，徐侍郎秉义为之序，称其简而明，约而该，切于时用而必效。惜无刊本，余求其书而不得。近见桐乡陆定圃进士《冷庐医话》，载其治汪缵功阳明热证，主白虎汤［7］，每剂石膏用三两。两服热顿减，而遍身冷汗，肢冷发呃。郡中著名老医，谓非参附弗克回阳，诸医和之，群哗白虎再投必毙。顾引仲景"热深厥亦深"之文，及嘉言"阳证忽变阴厥，万中无一"之说，谆谆力辩。诸医固执不从，投参、附回阳敛汗之剂，汗益多而体益冷，反诋白虎之害。微阳脱在旦暮，势甚危，举家惊惶，复求顾诊，仍主白虎，用石膏三两，大剂二服，汗止身温，再以前汤加减数服而瘳。因著《辨治论》以为温热病中，宜用白虎汤，并不伤人，以解世俗之惑。陆进士云：此说与师愚之论合。且《医镜》中佳方不少，其治虚劳方用生地、熟地、天冬、麦冬、龟板、龙眼肉、玉竹、茯苓、山药、人乳。《吴医汇讲》乃属之，汪缵功方中增入牛膝一味，岂顾著《医镜》一书，为汪氏所窃取耶？附及之以质博雅。汪按：虚劳而咳者，肺中必有邪，麦冬、玉竹，不宜用。

疫证条辨

一、头痛目痛，颇似伤寒。然太阳阳明头痛，不至于倾侧难举，而此则头痛如劈，两目昏瞀，势若难支。总因火毒达于二经，毒参阳位，用釜底抽薪法，彻火下降，其痛立止，其疹自透，宜清瘟败毒饮［109］增石膏、元参，加菊花。误用辛凉表散，燔灼火焰，必转闷证。

二、骨节烦疼，腰如被杖。骨与腰皆肾经所属，其痛若此，是淫热之气已流于肾经。宜本方增石膏、元参，加黄柏。误用温散，死不终朝矣。

三、热宜和不宜燥。若热至遍体炎炎，较之昏沉肢冷者，而此则发扬，以其气血尚堪胜毒，一经清解，而疹自透。妄肆发表，必至内伏，宜本方增石膏、生地、丹皮、芩、连。

四、有似乎静而忽躁，有似乎躁而忽静，谓之静躁不常。较之癫狂，彼乃发扬，而此嫌郁遏。总为毒火内扰，以致坐卧不安，宜本方增石膏、犀角、黄连。

五、瘟从阳主上，瘖从阴主下。胃为六腑之海，热毒壅遏，阻隔上下，故火扰不瘖，宜本方增石膏、犀、连，加琥珀。

雄按：火扰不瘖，何必琥珀，若欲导下，宜用木通。

六、初病周身如冰，色如蒙垢，满口如霜，头痛如劈，饮热恶冷，六脉沉细，此阳极似阴，毒之隐伏者也。重清内热，使毒热外透。身忽大热，脉转洪数，烦躁谵妄，大渴思冰。证虽枭恶，尚可为力，宜本方增石膏、丹皮、犀、连，加黄柏。若遇庸手，妄投桂、附，药不终剂，死如服毒。

七、四肢属脾，至于逆冷，杂证见之，是脾经虚寒，元阳将脱之象。惟疫则不然，通身大热，而四肢独冷，此烈毒郁遏脾经，邪火莫透。重清脾热，手足自温，宜本方增石膏。

雄按：四肢逆冷，在杂证，不仅脾经虚寒。在疫证，亦非毒壅脾经。增石膏，原是清胃，胃气行，则肢自和也。亦有热伏厥阴而逆冷者，温疫证中最多，不可不知也。

八、筋属肝，赖血以养。热毒流于肝经，斑疹不能寻窍而出，筋脉受其冲激，则抽惕若惊，宜本方增石膏、丹皮，加胆草。

九、杂证有精液枯涸，水不上升，咽干思饮，不及半杯。而此则思冰，饮水百杯不足。缘火毒熬煎于内，非冰水不足以救其燥，非石膏不足以制其焰。庸工犹戒生冷，病家奉为至言，即温水亦不敢与，以致唇焦舌黑，宜本方增石膏，加花粉。

十、四时百病，胃气为本，至于不食，似难为也，而非所论于疫证。此乃邪火犯胃，热毒上冲，频频干呕者有之，旋食旋吐者有之。胃气一清，不必强之食，自无不食矣。宜本方增石膏，加枳壳。

雄按：热壅于胃，杳不知饥，强进粥糜，反助邪气。虽粒米不进，而病势未衰者，不可疑为胃败也。若干呕吐食，则本方之甘、桔、丹皮皆不可用，宜加竹茹、枇杷叶、半夏之类。

十一、胸膈乃上焦心肺之地，而邪不易犯，惟火上炎，易及于心。以火济火，移热于肺，金被火灼，其燥愈甚，胸膈郁遏，而气必长吁矣。宜本方增连、桔，加枳壳、蒌仁。

雄按：邪火上炎，固能郁遏肺气，而为膈满。第平素有停痰伏饮者，或起病之先，兼有食滞，本方地、芍未可浪投，临证须辨别施治。惟芦菔汁既清燥火之闭郁，亦开痰食之停留，用得其宜，取效甚捷。

十二、昏闷无声者，心之气出于肺，而为声。窍因气闭，气因毒滞，心迷而神不清，窍闭而声不出，宜本方增石膏、犀角、芩、连，加羚羊角、桑皮。

雄按：桑皮虽走肺，而无通气宣窍之能，宜用马兜铃、射干、通草之类。清神化毒，当参紫雪［61］之类。

十三、胃气弱者，偏寒偏热，水停食积，皆与真气相搏而痛，此言寻常受病之源也。至于疫证腹痛，或左或右，或痛引小肠，乃毒火冲突，发泄无门，若按寻常腹痛分经络而治之必死。如初起只用败毒散［108］，或凉膈散［42］加黄连，其痛立止。

雄按：疫证腹痛，固与杂证迥殊，然夹食、夹瘀、夹疝，因病疫而宿疾兼发者，亦正多也。临证处方，岂可不为顾及。

十四、筋肉瞤动，在伤寒则为亡阳，而此则不然。盖汗者，心之液，血之所化也。血生于心，藏于肝，统于脾，血被煎熬，筋失其养，故筋肉为之瞤动，宜本方增石膏、生地、元参，加黄柏。

雄按：亡阳瞤动，宜补土制水；淫热瞤动，宜泻火熄风。

本方尚少镇静熄风之品，宜去丹、桔，加菊花、胆草。

十五、病人自言胃出冷气，非真冷也。乃上升之气，自肝而出，中挟相火，自下而上，其热尤甚。此火极似水，热极之证。阳亢逼阴，故有冷气，宜本方增石膏、犀、地、丹、连，加胆草。

雄按：冷气上升，虽在别证中见之，亦多属火。不知者妄投温热，贻害可胜道哉。本方桔、芍，亦属非宜。更有挟痰者，须加海、竹沥、芦菔汁之类。汪按：此证挟痰者最多。

十六、口中臭气，令人难近，使非毒火熏蒸于内，何以口秽喷人乃尔耶？宜本方增石膏、犀、连。

雄按：宜加兰草、竹茹、枇杷叶、金银花、蔷薇露、莹白金汁之类，以导秽浊下行。

十七、舌苔满口如霜，在伤寒为寒证的据，故当温散。而疫证见此舌必厚大，为火极水化，宜本方增石膏、犀、地、翘、连，加黄柏。误用温散，旋即变黑。汪按：凡温热暑疫见此舌者，病必见重，最宜详慎。

雄按：凡热证疫证，见此苔者，固不误指为寒，良由兼痰挟湿，遏伏热毒使然。清解方中，宜佐开泄之品为治。

十八、咽喉者，水谷之道路，呼吸之出入。毒火熏蒸，至于肿痛。亟当清解，以开闭塞，宜本方增石膏、元、桔，加牛蒡、射干、山豆根。

雄按：加莹白金汁最妙。药汁碍咽者，亟以锡类散［110］吹之。

十九、唇者，脾之华。唇焮肿，火炎土燥也，宜本方增石膏、翘、连，加天花粉。

二十、头为诸阳之首。头面肿大，此毒火上攻，宜本方增石膏、元参，加银花、马勃、僵蚕、板蓝根、紫花地丁、归尾。脉实者，量加酒洗生大黄。

二十一、面上燎疱，宛如火烫，大小不一，有红有白，有紫黑相间，痛不可忍，破流清水，亦有流血水者，治同上条。

二十二、腮者，肝肾所属。有左肿者，有右肿者，有右及左，左及右者，名曰痄腮。不亟清解，必成大头，治同上条。

二十三、颈属足太阳膀胱经。热毒入于太阳，则颈肿，宜本方增石膏、元参、翘、桔，加银花、夏枯草、牛蒡、紫花地丁、山豆根。

二十四、耳后肾经所属，此处硬肿，其病甚恶，宜本方增石膏、元、地、丹、翘，加银花、花粉、板蓝根、紫花地丁。耳中出血者，不治。

雄按：坎为耳，故耳为肾水之外候。然肺经之结穴在耳中，名曰聋葱，专主乎听。金受火烁，则耳聋。凡温热暑疫等证耳聋者，职是故也。不可泥于伤寒少阳之文，而妄用柴胡以煽其焰。古云耳聋治肺，旨哉言乎！

二十五、舌乃心之苗。心属火，毒火冲突，二火相并，心苗乃动，而嗒舌弄舌，宜本方增石膏、犀、连、元参，加黄柏。

雄按：宜加木通、莲子心、朱砂、童溺之类。

二十六、红丝绕目，清其浮臁之火，而红自退。误以眼科治之，为害不浅，宜本方加菊花、红花、蝉蜕、归尾、谷精。

雄按：加味亦是眼科之药，不若但加羚羊角、龙胆草二味为精当也。

二十七、头为一身之元首，最轻清而邪不易干。通身焦燥，独头汗涌出，此烈毒鼎沸于内，热气上腾，故汗出如淋，宜本方增石膏、元参。

雄按：本方宜去芍、桔、丹皮，加童溺、花粉。

二十八、齿者，骨之余。杂证齿为血虚，疫证见之为肝热，宜本方增石膏、生地、丹、栀，加胆草。

雄按：齿龈属阳明，不可全责之肝也。

二十九、疫证鼻衄如泉，乃阳明郁热上冲于脑，脑通于鼻，故衄如涌泉，宜本方增石膏、元、地、芩、连，加羚羊角、生桑皮、棕榈灰。

雄按：本方宜去桔梗，加白茅根。

三十、舌上白点如珍珠，乃水化之象。较之紫赤黄黑、古人谓之芒刺者更重，宜本方增石膏、犀、连、元、翘，加花粉、银花。

雄按：宜加蔷薇根、莹白金汁之类。

三十一、疫证初起，苔如腻粉，此火极水化。设误认为寒，妄投温燥，其病反剧，其苔愈厚，精液愈耗。水不上升，二火煎熬，变白为黑，其坚如铁，其厚如甲，敲之戛戛有声，言语不清，非舌卷也。治之得法，其甲整脱，宜本方增石膏、元参、犀、连、知、翘，加花粉、黄柏。

雄按：此证专宜甘寒，以充津液，不当参用苦燥。余如梨汁、蔗浆、竹沥、西瓜汁、藕汁，皆可频灌。如得蕉花上露更良。杨云：蕉花上露，为清热无上妙品，但不可必得，即蕉根取汁亦极妙也。若邪火已衰，津不能回者，宜用鲜猪肉数斤，切大块，急火煮清汤，吹净浮油，恣意凉饮，乃急救津液之无上妙品。故友范庆簪尝谓余云：酷热炎天，正银匠镕铸各州县奏销银两之时，而银炉甚高，火光扑面，非壮盛之人，不能为也。口渴不敢啜茗，惟以淡煮猪肉取汤凉饮，故裸身近火而津液不致枯竭。余因推广其义，颇多妙用，拙案中可证也。

三十二、舌上发丁，或红或紫，大如马乳，小如樱桃，三五不等，流脓出血。重清心火，宜本方增石膏、犀角、翘、连，加银花。舌上成坑，愈后自平。此二条，乃三十六舌未有者。

雄按：亦宜加蔷薇根、金汁之类，外以锡类散［110］，或珍珠、牛黄，研细糁之，则坑易平。

三十三、舌衄，乃血热上溢心苗，宜本方增石膏、黄连、犀、地、栀、丹，加败棕灰。

雄按：外宜蒲黄炒黑糁之。

三十四、齿衄，乃阳明、少阴二经之热相并，宜本方增石膏、元参、芩、连、犀、地、丹、栀，加黄柏。

三十五、心主神，心静则神爽。心为烈火所燔，则神不清而谵语，宜本方增石膏、犀、连、丹、栀，加黄柏、胆草。

雄按：须参叶氏《温热论》逆传治法。且此证挟痰者多，最宜谛审。

三十六、呃逆有因胃热上冲者，有因肝胆之火上逆者，有因肺气不能下降者，宜本方增石膏，加竹茹、枇杷叶、柿蒂、羚羊角、银杏仁。如不止，用沉香、槟榔、乌药、枳壳，各磨数分，名四磨饮，仍以本方调服。

雄按：此三候固皆实证，尚有痰阻于中者，便秘于下者，另有治法。银杏仁，温涩气分，但可以治虚呃，不宜加入此方。

三十七、邪入于胃则吐，毒犹因吐而得发越，至于干呕则重矣。总由内有伏毒，清解不容少缓，宜本方增石膏、甘、连，加滑石、伏龙肝。

雄按：甘草宜去。伏龙肝温燥之品，但可以治虚寒呕吐，不宜加入此方。本方桔梗、丹、芍亦当去之，可加旋覆花、竹茹、半夏、枇杷叶。如用反佐，则生姜汁为妥。汪按：此方中生姜不可少。

三十八、疫毒移于大肠，里急后重，赤白相兼，或下恶垢，或下紫血，虽似痢实非痢也。其人必恶寒发热，小水短赤，但当清热利水，宜本方增石膏、黄连，加滑石、猪苓、泽泻、木通。其痢自止，误用通利、止涩之剂，不救。

雄按：热移大肠，恶垢即下，病有出路，化毒为宜。既知不可通利，何以仍加苓、泽等利水，毋乃疏乎？惟滑石用得对证，他如金银花、槐蕊、黄柏、青蒿、白头翁、苦参、芦菔之类，皆可采也。

三十九、毒火注于大肠，有下恶垢者，有利清水者，有倾肠直注者，有完谷不化者，此邪热不杀谷，非脾虚也，较之似痢者稍轻。考其证，身必大热，气必粗壮，小溲必短，唇必焦紫，大渴喜冷，腹痛不已，四肢时而厥逆，宜因势而清利之，治同上条。

雄按：唇焦，大渴，津液耗伤，清化为宜，毋过渗利。惟冬瓜煮汤代茶煎药，恣用甚佳。汪按：此及上条皆宜用绿豆。

四十、疫证大便不通，因毒火煎熬，大肠枯燥，不能润下。不可徒攻其闭结，而速其死也，宜本方加生大黄。或外用蜜煎导法。汪按：此证宜用麻仁。

四十一、邪犯五脏，则三阴脉络不和，血乖行度，渗入大肠而便血，宜本方增生地，加槐花、柏叶、棕灰。

雄按：棕灰温涩，即欲止之，宜易地榆炭。

四十二、膀胱热极，小溲短赤而涩。热毒甚者，溲色如油，宜本方加滑石、泽泻、猪苓、木通、通草、萹蓄。

雄按：苓、泽等药，皆渗利之品。溺阻膀胱者，藉以通导。此证即云热毒内炽，则水已耗夺，小溲自然浑赤短涩。但宜治其所以然，则源清而流洁。岂可强投分利，而为硌糠打油之事乎？或量证少佐一二味，慎毋忽视而泛施也。

四十三、溺血，小便出血而不痛。血淋，则小腹阴茎必兼胀痛。在疫证，总由血因热迫，宜本方增生地，加滑石、桃仁、茅根、琥珀、牛膝、棕灰。

雄按：设兼痛胀，忌用棕灰。汪按：亦宜用地榆炭。

四十四、发狂骂詈，不避亲疏，甚则登高而歌，弃衣而走，逾垣上屋，力倍常时。或语生平未有之事、未见之人，如有邪附者。此阳明邪热上扰神明，病人亦不自知，僧道巫尼，徒乱人意，宜本方增石膏、犀、连、丹、栀，加黄柏。

雄按：宜加朱砂、青黛。挟痰，加石菖蒲、竹沥之类。

四十五、疫证之痰，皆属于热。痰中带血，热极之征，宜本方增石膏、芩、地，加蒌仁、羚羊角、生桑皮、棕灰。

雄按：桑皮、棕灰可商，宜加滑石、桃仁、苇茎、瓜瓣之类。

四十六、疫证遗溺，非虚不能约，乃热不自持。其人必昏沉谵语，遗不自知，宜本方增石膏、犀、连，加滑石。

四十七、诸病喘满，皆属于热，况疫证乎？宜本方增石膏、黄芩，加桑皮、羚羊角。

雄按：杏仁、厚朴、半夏、旋覆花、枇杷叶、蒌仁、芦菔、海蛇、芦根之类，皆可随证采用。本方地、芍宜去之。汪按：下条亦宜去地、芍。

四十八、淫热重蒸，湿浊壅遏，则周身发黄，宜本方增石膏、栀子，加茵陈、滑石、猪苓、泽泻、木通。汪按：湿盛而用石膏，似宜佐以苍术、厚朴之类。

雄按：此证亦有宜下者。汪按：青壳鸭蛋，敲小孔，纳朴硝于孔中，纸封，炖熟。日日服之。义取一补一消，治黄疸甚效。余尝亲试之，初时便溏不爽，服朴硝而便反干畅矣。

四十九、疫证循衣摸床撮空，此肝经淫热也。肝属木，木动风摇，风自火出。《左传》云：风淫末疾。四末，四肢也，肢动即风淫之疾也。宜本方增石膏、犀、连、栀、丹，加胆草。

雄按：桑枝、菊花、丝瓜络、羚羊角、白薇之类，皆可采用。实者，宜兼通腑；虚者，宜兼养阴。

五十、狐惑，宜本方增石膏、犀角，加苦参、乌梅、槐子。

以上五十证，热疫恶候，变态无恒，失治于前，多致莫救。慎之慎之！

五十一、疫证，热毒盘踞于内外，则遍体炎炎。夫热极之病，是必投以寒凉。火被水克，其焰必伏。火伏于内，必生外寒，阴阳相搏则战，一战而经气输泄，大汗出而病邪解矣。

五十二、疫证瘥后，四肢浮肿，勿遽温补。

雄按：宜清余热，兼佐充津。

五十三、瘥后，饮食渐增，而大便久不行，亦无所苦，此营液未充。若误投通利，死不终朝矣。汪按：宜食黑脂麻。

五十四、热疫为病，气血被其煎熬。瘥后饮食渐进，气血滋生，润皮肤而灌筋骸。或痛或痒，宛如虫行，最是佳境。不过数日，气血通畅，而自愈矣。

五十五、疫证失治于前，热流下部，滞于经络，以致腰膝疼痛，甚者起不能立，卧不能动，误作痿治，必成废人。宜本方小剂，加木瓜、牛膝、续断、萆薢、黄柏、威灵仙。

五十六、瘥后，不欲饮食，食亦不化，此脾胃虚弱，宜健脾养胃。

雄按：不欲食，病在胃，宜养以甘凉；食不化，病在脾，当补以温运，医者须分别论治。汪按：叶香岩论脾胃辨析最明畅，余以为胜于东垣之专事升脾，学者所当师法也。

五十七、瘥后惊悸，属血虚，宜养血镇惊。

雄按：亦有因痰热未清者，不可不知也。汪按：因痰者颇多。

五十八、瘥后怔忡，乃水衰火旺，心肾不交，宜补水养心。

雄按：朱砂安神丸［111］最妙。汪按：亦有兼挟痰者。

五十九、瘥后有声不能言，此水亏不能上接于阳也，宜补水。

雄按：有痰热滞于肺络者，宜清肃；有疫热耗伤肺阴者，宜清养，不仅水亏为然也。

六十、瘥后声颤无力，语不接续，名曰郑声，乃气虚也，宜补中益气汤。汪按：第五卷方论不录此方。附论在清暑益气汤［103］下。

雄按：此证虽属气虚，实由元气无根。补中益气，升阳之剂，切勿误投，宜集灵膏［112］。

六十一、瘥后喜唾，胃虚而有余热也。乌梅十个，北枣五枚（俱去核），共杵如泥，加炼蜜丸弹子大。每用一丸，噙化。

雄按：此方甚佳。

六十二、言者心之声也。病中谵妄，乃热扰于心。瘥后多言，余热未净。譬如灭火，其火已息，犹存余焰也。

雄按：宜导赤散［44］加麦冬、莲子心、朱砂染灯心。

六十三、瘥后遗精，宜交心肾。

雄按：精因火动者多，宜清余热，黄连、黄柏，最是要药。

六十四、瘥后触事易惊，梦寐不安，乃有余热挟痰也。痰与气搏，故恐惧。

雄按：宜用竹茹、黄连、石菖蒲、半夏、胆星、栀子、知母、茯苓、旋覆花、橘红等药。

六十五、瘥后终日昏睡不醒，或错语呻吟，此因邪热未净，伏于心包络所致。

雄按：宜用丹参、白薇、栀子、麦冬、甘草、木通、盐水炒黄连、竹叶、朱砂染灯心、细茶等药。挟痰者，花粉、天竺黄、石菖蒲、省头草之类，或万氏牛黄清心丸［40］，皆可采用。

六十六、瘥后自汗、盗汗，虚象也，宜分阴阳而补益。

雄按：固属虚候，多由余热未清，心阳内炽，慎勿骤补，清养为宜，如西洋参、生地、麦冬、黄连、甘草、小麦、百合、竹叶、茯苓、莲子心之类，择而为剂可也。

六十七、瘥后心神不安，乃心血亏损，宜养心。

雄按：固是心营不足，亦因余热未清，治如上条也。

六十八、瘥后虚烦不寐者，血虚神不守舍也。

雄按：非神不守舍也，亦余火扰动耳，治如上法。或加阿胶，或加生鸡子黄，或加珍珠，审证而用得其宜，贵乎医者之神悟矣。

六十九、瘥后余热未净，肠胃虚弱，饮食不节，谷气与热气，两阳相搏，身复发热，名曰食复。

雄按：治法与伤寒食复同。更有瘥后起居不慎，作劳太早，虚阳浮扰而发热者，名曰劳复，治宜调气血。

七十、瘥后早犯女色而病者，名女劳复，女犯者为男劳复。其证头重目眩，腰痛肢酸，面热如烘，心胸烦闷，宜麦冬汤［113］主之。若舌出寸余，累日不收，名曰阳强，以冰片研细，糁之即缩。长至数寸者，多不救。

雄按：此方甚妙，宜加竹茹、枸杞子。

七十一、男子新瘥，余热未净，而女人与之交接得病者，名阳易。女人新瘥，余热未清，而男子与之交接得病者，名阴易。其证男子则阴肿，入腹绞痛难忍。女人则乳抽里急，腰胯痛引腹内，热攻胸膈，头重难抬，仰卧不安，动摇不得，最危之证。

雄按：阴阳二易，余谓之热入精室证，第阴易较重于阳易。以女人疫热之气，本从阴户出也。古人用裈裆之义最精，取其能引热邪仍由原路去。故阴易，须剪所交接女人身穿未浣之裈裆，《千金》用月经赤帛，亦从此脱胎。阳易，须剪所交接男子身穿未浣之裈裆，并取近阴处之数寸，烧灰服下，奏效甚捷。后人之用鼠矢，亦取其以浊导浊之义，然究不如烧裈散之贴切矣。余如竹茹、花粉、韭白、滑石、白薇、槐米、楝实、绿豆、甘草梢、土茯苓等药，并走精室，皆可随证采用。以上三条，温热病后亦同，不仅疫证尔也。

卷 五

方 论

[1] **甘草汤**　甘草二两

水三升，煮取一升半，去滓。温服七合，日二服。

王晋三曰：一药治病是曰奇方。

徐洄溪曰：大甘为土之正味，能制肾水越上之火。

王朴庄曰：自《灵》、《素》至汉、晋、宋、齐诸古方，凡云一两者，以今之七分六厘准之；凡云一升者，以今之六勺七抄准之。汪按：唐人之方，则一两当古之三两。雄按：鞠通凡引古方，辄改定其分两，而轻重甚未当也，学者审之。

雄按：《伤寒类要》治伤寒心悸，脉结代；《圣济总录》治舌肿塞口；《外科精要》治一切痈疽诸发及丹石烟火药发；《兵部手集》治悬痈；《直指方》治痘疮、烦渴，及虫毒、药毒；《金匮玉函》治小儿撮口，及小儿羸瘦；《得效方》治小儿遗溺，皆以一味甘草为方，妙用良多，总不外乎养阴缓急、清热化毒也。

汪按：亦兼取和中利水。

[2] **桔梗汤**　桔梗一两　甘草二两

水三升，煮取一升，去滓。分温，再服。

邹润安曰：肾家邪热，循经而上，肺不任受，遂相争竞，二三日邪热未盛，故可以甘草泻火而愈。若不愈，是肺窍不利，气不宣泄也。以桔梗开之，肺窍既通，气遂宣泄，热自透达矣。

雄按：虽以桔梗名汤，而倍用甘草以为驾驭，后人改称甘桔汤是矣。但须审证而投，不可泥为通治咽痛之方也。黄锦芳《医案求真》尝论及之，医者不可不知。

[3]猪肤汤 猪肤一斤

按：以猪皮去其肉肥，刮如纸薄。杭人能造，名曰肉鲊，可以充馔。

水一斗，煮取五升，去滓，加白蜜一升、白粉五合，即是米粉。熬香，和令相得。温分六服。

王晋三曰：肾应巂，而肺主肤。肾液下泄，不能上蒸于肺，致络燥而为咽痛者，又非甘草所能治矣。当以猪肤润肺肾之燥，解虚烦之热；白粉、白蜜缓中。俾猪肤比类，而致津液从肾上入肺中，循喉咙，复从肺出络心，注胸中，而上中下燥邪解矣。

[4]黄连阿胶汤 黄连四两 黄芩一两 芍药二两 阿胶三两 鸡子黄二枚

水五升，先煮三物，取二升，去滓，内胶烊尽小冷，内鸡子黄，搅令相得。温服七合，日三服。

邹润安曰：尤氏云：阳经之寒变为热，则归于气；阴经之寒变为热，则归于血。阳经或有归于血者，惟阴经之热，则必不归于气。故三阴有热结证，不用调胃承气、小承气，而独用大承气；诸下利证不已，必便脓血，是其验也。心中烦不得卧，热证也。至二三日以上，乃心中烦不得卧，则非始即属热矣。始即属热，心中烦不得卧者，为阴虚，阴虚则不得泻火。今至二三日以上始见，则为阳盛，阳盛则宜泻火。然致此阳盛，亦必其阴本虚。故阿胶、芍药、鸡子黄，无非救阴之品，泻火则惟恃芩、连。而芩止一两，连乃四两，此黄连之任，独冠一方，而为补剂中泻药矣。

[5] **猪苓汤** 猪苓去皮 茯苓 泽泻 滑石 阿胶各一两

水四升，先煮四味，取二升，去滓，内阿胶烊消。温服七合，日二。

周禹载曰：热盛膀胱，非水能解，何者？水有止渴之功，而无祛热之力也，故用猪苓之淡渗，与泽泻之咸寒，与五苓不异。而此易术以胶者，彼属气，此属血也。易桂以滑石者，彼有表，而此为清热也。然则所蓄之水去则热消矣，润液之味投则渴除矣。

邹润安曰：松之概挺拔劲正，枫之概柔弱易摇。松之理粗疏，枫之理坚细。松之叶至冬益苍翠而不凋，枫之叶至冬遂鲜赤而即落。是其一柔一刚，显然殊致。茯苓属阳，治停蓄之水不从阳化者。猪苓属阴，治鼓荡之水不从阴化者，是故仲景以猪苓名方者。其所治之证曰：少阴病，下利，咳而呕渴，心烦不得眠者，猪苓汤主之。若五苓散，则其治有渴者，有不渴者。至茯苓入他方所治之病，则不渴者居多。盖渴者，水气被阳逼迫，欲得阴和而不能也。与之猪苓，使起阴气以和阳化水。譬之枫叶已丹，遂能即落也。

[6] **大承气汤** 厚朴去皮，炙，八两 枳实炙，五枚 大黄四两，酒洗 芒硝三合

水一斗，先煎二物，取五升，去滓，内大黄，煮取二升，去滓，内硝，更上微火一二沸。温再服，得下，余勿服。

邹润安曰：柯氏云：厚朴倍大黄，为大承气；大黄倍厚朴，为小承气。是承气者，在枳、朴，应不在大黄矣。但调胃承气

汤，不用枳、朴，亦名承气何也？且三承气汤中，有用枳、朴者，有不用枳、朴者；有用芒硝者，有不用芒硝者；有用甘草者，有不用甘草者，惟大黄则无不用，是承气之名，固当属之大黄。况厚朴三物汤，即小承气汤。厚朴分数且倍于大黄，而命名反不加"承气"字，犹不可见承气不在枳、朴乎？自金元人以"顺"释"承"，而大黄之功不显。考《本经》首推大黄通血，再以《六微旨大论》"亢则害，承乃制"之义参之，则承气者，非血而何？夫气者，血之帅，故血随气行，亦随气滞。气滞血不随之滞者，是气之不足，非气之有余。惟气滞并波及于血，于是气以血为窟宅，血以气为御侮，遂连衡宿食，蒸逼津液，悉化为火。此时惟大黄能直捣其巢，倾其窟穴。气之结于血者散，则枳、朴遂能效其通气之职，此大黄所以为承气也。

雄按：此余夙论如此，邹氏先得我心。汪按：大黄本血分之药，故知此说确不可易。

[7] **白虎汤** 石膏一斤　知母六两　甘草炙，二两　粳米六合
水一斗，煮米熟汤成，去滓。温服一升，日三服。

方中行曰：白虎者，西方之金神，司秋之阴兽。虎啸谷风冷，凉风酷暑消，神于解热，莫如白虎。石膏、知母，辛甘而寒。辛者，金之味；寒者，金之性。辛甘体寒，得白虎之体焉。甘草、粳米，甘平而温。甘取其缓，温取其和，缓而且和，得伏虎之用焉。饮四物之成汤，来白虎之嗥啸。阳气者，以天地之疾风名也。风行而虎啸者，同气相求也。虎啸而风生者，同声相应也。风生而热解者，物理必至也。抑尝以此合大小青龙、真武而论之。四物者，四方之通神也，而以命名，盖谓化裁四时，神妙万世。名义两符，实自然而然者也。方而若此，可谓至矣。然不明言其神，而神卒莫之掩者，君子慎德，此其道之

所以大也。汪按："饮四物之成汤"以下数行语，多支离牵强，必宜削去。夫白虎汤清热，乃甘雨非凉风也。既备四方之神，朱鸟一方，何以独缺。且热剂而名真武，名与实爽矣。医者不能研究医理，乃附会经义以自文，其浅陋甚。且衍先天论太极以欺人，实则无关于辨证处方也。自明以来庸医陋习大率如此，学者戒之。

[8] **白虎加人参汤** 原方加人参三两，煮取同前法。

邹润安曰：伤寒脉浮，发热无汗，其表不解者，不可与白虎汤。汪按：洄溪云："无汗"二字，最为白虎所忌。渴欲饮水，无表证者，白虎加人参汤主之。可见白虎加人参汤之治，重在渴也。其时时恶风，则非常常恶风矣。背微恶寒，则非遍身恶寒矣。常常恶风，遍身恶寒者，谓之表证。时时恶风，背微恶寒者，表邪已经化热，特尚未尽耳，谓之无表证可也。然热邪充斥，津液消亡，用瓜蒌根生津止渴可也，何以必用人参。《灵枢·决气》：腠理发泄，汗出溱溱，是谓津。津为水，阴属也，能外达上通则阳矣。夫是之谓阴中之阳，人参亦阴中之阳。惟其入阴，故能补阴。惟其为阴中之阳，故能入阴。使入阴中之气化为津，不化为火，是非瓜蒌根可为力矣。

雄按：朱奉议云：再三汗下，热不退者，以此汤加苍术一钱如神。

[9] **黄芩汤** 黄芩三两 甘草炙 芍药各二两 大枣十二枚
水一斗，煮取三升，去滓。温服一升，日再，夜一服。

邹润安曰：或问：黄芩汤治何等证？其证腹痛与否？若腹痛，何以用黄芩？若腹不痛，何以用芍药？汪按：腹痛因乎热者甚多，谓腹痛必因寒者，前人拘滞之见也。曰：其证身热不恶风，亦不恶热，或下利，或呕，腹则不痛。盖芍药、甘草、大枣，桂枝汤里药也。以不恶风，故不用姜、桂。黄芩、甘草、大枣，小柴胡里药也。以不往来寒热，故不用柴胡。以其常热，故不用人参。若不呕，则并不用半夏、生姜。至芍药，则并不因腹痛而用，以桂枝汤证原无腹痛也，亦不心下痞硬，故不去大枣也。又《厥阴篇》云：伤寒脉迟，与黄芩汤除其热，腹中则冷，不能食。可知黄芩汤证之脉必数，黄芩所治之热，必自里达外，不治但在表分之热矣。然仲景用黄芩有三偶焉。气分热结者，与柴胡为偶；血分热结者，与芍药为偶；湿热阻中者，与黄连为偶。以柴胡能开气分之结，不能泄气分之热；芍药能开血分之结，不能清迫血之热；黄连能治湿生之热，不能治热生之湿。譬之解斗，但去其斗者，未平其致斗之怒，斗终未已也。故黄芩协柴胡，能清气分之热；协芍药，能泄迫血之热；协黄连，能解热生之湿也。汪按：前人方解，不过望文生义。必如邹氏诸条，始觉有味可咀矣。

［10］黄芩加半夏生姜汤 原方加半夏半升、生姜三两，煮服法同前。

邹润安曰：呕而脉数，口渴者，为火气犯胃，不宜加此。

雄按：章虚谷云：生姜性热，仅能治寒，不可泛施于诸感也。汪按：《伤寒》一百十三方，用姜者五十七，则此味原非禁剂。然温暑证最宜慎用，用之不当，或致杀人。洄溪谓虽与芩、连同用，亦尚有害是也。又古时未有炮制之法。凡方用半夏，无不兼用姜者，义取制半夏之毒。其所以治病者，功在半夏，不在姜也。今所用半夏，必先已姜制，可不必兼用姜矣。后人不察，但见古方用姜者不少，遂不论何证，随手妄施，其中必有误人而不自觉者。戒之！

［11］栀子豉汤 栀子十四枚 香豉四合，绵裹

水四升，先煮栀子得二升半，内豉，煮取升半，去滓。分为二服，温进一服，得吐止后服。

徐洄溪曰：此剂分两最小，凡治上焦之药皆然。按此汤加减七方，既不注定何经，亦不专治何证。总由汗吐下之后正气已虚，尚有痰涎滞气，凝结上焦，非汗下之所能除。雄按：温暑、湿热之证，每有痰涎滞气，凝结上焦，不必在汗吐下后也。既非汗下可除，尤忌妄投补剂。《经》所云"在上者，因而越之"，则不动经气，而正不重伤，此为最便，乃不易之法也。古方栀子皆生用，故入口即吐。后人作汤，以栀子炒黑，不复作吐，全失用栀子之意。然服之于虚烦证亦有验。想其清肺除烦之性故①在也。汪按：欲取吐者，必宜生用。

［12］一物瓜蒂汤 瓜蒂二个，锉

水一升，煮取五合，去滓。顿服。

尤在泾曰：暑之中人也，阴虚而多火者，暑即寓于火之中，为汗出而烦渴，宜白虎加人参，以清热生阴；阳虚而多湿者，暑即伏于湿之内，为身热而疼重。故暑病恒以湿为病，而治湿即所以治暑。瓜蒂苦寒，能吐能下，去身面四肢水气。水去而暑无所依，将不治而自解矣。此治中暑兼湿者之法也。

［13］炙甘草汤一名复脉汤 甘草四两，炙 生地黄一斤 麦冬、麻仁各半斤 桂枝 生姜各三两 人参 阿胶各二两 大枣三十枚

方中行曰：地黄上不当有"生"字。清酒七升，水八升，先煮八味，取三升，去滓，内胶烊消尽。温服一升，日三。

沈亮宸曰：此汤为千古养阴之祖方也。

邹润安曰：地黄分数，独甲于炙甘草汤者，盖地黄之所用，在其脂液，能荣养筋骸。经脉干者枯者，皆能使之润泽也。功

---

① 故：萃英书局本作"仍"，义胜。

能复脉，故又名复脉汤。脉者，原于肾而主于心。心血枯槁，则脉道泣涩。此《伤寒论》所以"脉结代"与"心动悸"并称。《金匮要略》又以"脉结悸"与"汗出而闷"并述。至肺痿之"心中温温液液，涎唾多"，则阴皆将尽之孤注，阳仅膏覆之残焰，惟此汤可增其壳内络外之脂液也。

[14] **瓜蒂散** 瓜蒂熬黄 赤小豆各一分。汪按：赤小豆乃小粒赤豆，俗名米赤者是也。勿误用相思子

各别捣筛为散已，合治之。取一钱匕。以香豉一合，用热汤七合，煮作稀糜，去滓。取汁和散，温顿服之。不吐者，少少加，得快吐为止。诸亡血虚家，不可与之。

卢子繇曰：瓜象实在须蔓间也。蒂，瓜之缀蔓处也，性偏蔓延末繁于本，故少延辄腐。《尔雅》云：其绍瓞。《疏》云：继本曰绍，形小曰瓞。故近本之瓜常小，近末之瓜转大也。凡实之吮抽津液，惟瓜称最。而吮抽津液之枢惟蒂。是以瓜蒂具彻下炎上之用，乃蒂味苦而瓜本甘，以见中枢之所以别于上下、内外，诚涌泄之宣剂、通剂也。

[15] **麻黄连轺赤小豆汤** 麻黄 连轺 甘草炙 生姜各二两 赤小豆 生梓白皮各一升 杏仁四十个 大枣十二枚

潦水一斗，先煮麻黄，再沸，去上沫，内诸药，煮取三升。分温三服，半日服尽。

邹润安曰：《本经》胪列连翘之功，以寒热起，以热结终。此条"瘀热在里"句，适与连翘功用不异。郭景纯《尔雅注》一名连苕。苕、轺声同字异耳。而今本《伤寒论注》曰：连轺，即连翘根，遂以《本经》有名，未用翘根当之。陶隐居云：方药不用人无识者，故《唐本草》去之。岂仲景书有此，六朝人皆不及见，至王海藏忽见之耶？噫！亦必无之事矣。

[16] 栀子柏皮汤　栀子十五枚　黄柏二两　甘草一两

水四升，煮取升半，去滓。分温，再服。

邹润安曰：栀子大黄汤、茵陈蒿汤、大黄消石汤、栀子柏皮汤证，其标皆见于阳明。阳明者，有在经在腑之分。发热，汗出，懊憹，皆经证也。腹满，小便不利，皆腑证也。栀子大黄汤证，经多而腑少；茵陈蒿汤证，有腑而无经；栀子柏皮汤证，有经而无腑；大黄消石汤证，经少而腑多。

雄按：《金鉴》云：此方之甘草，当是茵陈蒿，必传写之讹也。

[17] 茵陈蒿汤　茵陈蒿六两　栀子十四枚　大黄二两

水一斗，先煮茵陈，减六升，内二味，煮取三升，去滓。分温三服，小便当利，溺如皂角汁状，色正赤。一宿腹减，病从小便去也。徐洄溪曰：先煮茵陈，则大黄从小便出，此秘法也。

邹润安曰：新感之邪，为素有之热结成黄疸，此证之所谓茵陈矣。故《伤寒》、《金匮》二书，几若无疸不茵陈者。然栀子柏皮汤证，有外热而无里热；麻黄连轺赤小豆汤证，有里热而无外热；小建中汤证，小便自利；小柴胡汤证，腹痛而呕；小半夏汤证，小便色不变而哕；桂枝加黄芪汤证，脉浮；栀子大黄汤证，心中懊憹；消石矾石散证，额上黑，日晡发热，则内外有热，但头汗出，齐颈而还。腹满，小便不利，口渴，为茵陈蒿汤证矣。第腹满之治在大黄，内热之治在栀子。惟外复有热，但头汗出，小便不利，始为茵陈的治。其所以能治此者，以其新叶，茵陈干而生，清芬可以解郁热，苦寒可以泄停湿也。盖陈干本能降热利水，复加以叶之如丝如缕，挺然于暑湿蒸逼之时，先草木而生，后草木而凋，不必能发散，而清芳扬溢，气畅不敛，则新感者遂不得不解，自是汗出不止于头矣，故曰发热汗出，此为热越，不能发黄也。

[18] **抵当汤**　水蛭熬　虻虫去翅、足，熬　桃仁去皮尖，各三十个　大黄三两，酒浸

上为末，以水五升，煮取三升，去滓。温服一升，不下再服。

徐洄溪曰：凡人身瘀血方阻，尚有生气者易治。阻之久，则无生气而难治。盖血既离经，与正气全不相属，投以轻药，则拒而不纳；药过峻，又能伤未败之血，故治之极难。水蛭最喜食人之血，而性又迟缓善入。迟则生血不伤，善入则坚积易破，借其力以攻积久之滞，自有利而无害也。雄按：王肯堂云：人溺、蜂蜜，皆制蛭毒。

章虚谷曰：经言：阳络伤则血外溢，阴络伤则血内溢。外溢则吐衄，内溢则便血。盖阴阳手足十二经，交接皆由络贯通，接连细络，分布周身，而血随气行，必由经络流注表里循环。是故络伤则血不能循行，随阴阳之部而溢出其伤处即瘀阻。阻久而蓄积，无阳气以化之，乃成死血矣。故仲景用飞走虫药，引桃仁专攻络结之血；大黄本入血分，再用酒浸，使其气浮，随虫药循行表里，以导死血归肠腑而出，岂非为至妙至当之法哉。由是类推，失血诸证，要必以化瘀、调经络为主矣。余每见有初治即用呆补之法，使瘀结络闭不能开通，终至于死，良可慨也！雄按：王清任论虚劳，亦主瘀阻，盖本大黄䗪虫丸之义而言也。

[19] **文蛤散**　文蛤五两

为散。以沸汤和一钱匕服，汤用五合。

[20] **文蛤汤**　文蛤　石膏各五两　麻黄　甘草　生姜各三两　杏仁五十粒　大枣十二枚

水六升，煮取二升。温服一升，汗出即愈。

邹润安曰：文蛤，即海蛤之有文理者。吴人谓之花蛤。雄按：王晋三云：若黯色无文者，服之令人狂走赴水。《夏小正》：季秋之月，雀入于海为蛤。安氏云：雀，羽虫也。羽虫属火，火炎上，故鸟上飞，曷为入海而为蛤？盖九月火伏于戌，十月纯阴金水之令，故羽虫感之而化也。蛤属水，水性下，故下潜。秋冬水胜火，雀为蛤，象火之伏于水也。又离为火，为雉，为蚌，雀雉之类，蛤蚌之类，外刚内柔，皆离之变化也。因而思《伤寒论》反以冷水潠灌之证，非火厄于水而何？《金匮要略》"吐后渴欲得水"之条，非火之溺于水而何？惟其火在水中而病，故以火入水中而生者治之。然厄于水者恶水，恶水则火与水未相浃也。故直以是使水中之火，仍畅茂得生而可已。溺于水者喜水，喜水则火与水渐相浃矣。故必合麻、杏、甘、膏，加姜、枣，以清发之乃能已也。

[21] **五苓散** 泽泻一两六铢 猪苓 茯苓 白术各十八铢，方中行曰：术，上不当有"白"字。雄按：二十四铢为一两，每铢重四分二厘弱。六铢为锱，即二钱五分。十八铢，即七钱五分也。桂枝半两

为末。以白饮和服方寸匕，日三。多服暖水，汗出愈。

沈果之曰：中风发热，六七日不解而烦，有表里证，渴欲饮水，水入即吐者，名曰水逆，五苓散主之。盖表证为太阳不足，故用桂以宣阳气，通津液于周身，即《内经》"水精四布，五经并行"之旨，非用之以通水道下出也。里证为三焦之气化不宣，故用泻、术、二苓，以通三焦之闭塞，非开膀胱之溺窍也。夫下焦之气化不宣，则腹膨而小便不利，水蓄膀胱是为胞痹。此乃水蓄于膀胱之外，不能化入膀胱，故用五苓以化之。至小便不利，汗出而渴者，亦主以是方。而不渴者，茯苓甘草

汤主之。盖渴为阳气不足，水不上升也，不升则不降，故用桂以升之，二苓、泽泻以降之。而用术以为中枢。乃注者莫不以渴为热入膀胱，津液被劫所致。如果热入而复用桂、术，以温液耗津，又加苓、泽以渗之，是热之又热，耗之又耗，速之毙矣。且不渴者，反不用五苓，而用茯苓甘草汤。可知不渴则无须桂、术之蒸腾津液。而桂、术之非治太阳，而治三焦，更不待言矣。

[22] **小陷胸汤**　栝楼实<small>大者，一枚</small>　黄连<small>一两</small>　半夏<small>半升</small>

水六升，先煮栝楼，取三升，去滓，内诸药，煮取二升，去滓。分温三服。

邹润安曰：观仲景之用栝楼实，在此汤曰小结胸，正在心下，按之则痛；在栝楼薤白白酒汤，曰喘息，咳唾，胸背痛，短气，而其脉，一则曰浮滑，一则曰寸口沉迟、关上小紧数，是皆阴中有阳，且踞于阳位者也。夫胸背痛，较按之方痛则甚，痹则较结为轻。咳唾喘息，是其势为上冲，而居于心下，按之才痛，似反静而不动。此其机总缘气与饮相阻，寒与热相纠。热甚于寒者，其束缚反急而为结；寒甚于热者，其蔽塞自盛而为痹。是故结胸之病伏，胸痹之病散。伏者宜开，散者宜行。故一则佐以连、夏之逐饮泄热，一则佐以薤、酒之滑利通阳。栝楼实之里无形，攒聚有形，使之滑润而下，则同能使之下。似是治实之方，仅能使之下，不能使其必通，又非纯乎治实之道矣。何以知不能使之必通？盖有停饮，痛甚至不得卧，即当加半夏。若兼胸满，胁下逆抢心，则仍加枳、朴、桂枝。倘竟能通，又何必如是哉。是知瓜蒌实之治，大旨在火与痰结于阳位，不纯乎虚，亦不纯乎实者，皆能裹之而下，此其擅长矣。

[23] **白散**　桔梗　贝母<small>各三分</small>　巴豆<small>一分，去皮心膜，熬黑，</small>

研如脂。雄按：古人以六铢为一分。"分"字去声，即二钱五分也。

为末，内巴豆，更于臼中杵之。以白饮和服，强人半钱，羸者减之。病在膈上必吐，在膈下必利。不利，进热粥一杯；利过不止，进冷粥一杯。汪按：半钱者，以铜钱取药末，仅没钱文之半，即半钱匕，而省"匕"字，非若今人以五分为半钱也。

邹润安曰：寒实结胸，无热证者，治以白散。散中用桔梗为疏通气分之主，夫开导胸中之气。仲景于大承气汤、栀子厚朴等汤，莫不用枳、朴。此偏不用，何哉？盖病有上下，治有操纵。结在上者，宿痰停饮也，故凡结胸，无论热实、寒实，宁用甘遂、葶苈、巴豆，不用枳、朴，如大陷胸汤、丸、白散是也。结在中下，始热与实浃，气随热化，则于荡涤邪秽中，疏利其与邪为伍之气，大小承气诸汤是也。况桔梗之用，使气上越而不使气下泄。今病在至高，固宜操上而纵下，不使中下无过之地，横被侵陵。故曰病在膈上必吐，在膈下必利也。热邪与停饮结，治以瓜蒌，而佐之者反用半夏、黄连。寒邪与停饮结，治以巴豆，而佐之者反用桔梗、贝母。于寒因热用、热因寒用之中，反佐以取之，可谓精义入神，以致用者矣。

[24] 调胃承气汤 大黄四两，去皮，清酒浸 甘草二两，炙 芒硝半升

水三升，先煮大黄、甘草，取一升，去滓，内芒硝，更上火微煮令沸。少少温服之。

徐洄溪曰：芒硝善解结热之邪，大承气用之，以解已结之热邪。此方用之，以解将结之热邪。其能调胃，则全赖甘草也。

[25] 升麻鳖甲汤 升麻 当归 甘草各二两 蜀椒炒去汗，一两 鳖甲手指大，一片，炙 雄黄半两，研

水四升，煮取一升。顿服之。老小再服，取汗。

《金匮要略》阳毒用此方，阴毒去雄黄、蜀椒。《肘后》、《千金方》阳毒用升麻汤，无鳖甲，有桂。阴毒用甘草汤，即本方，无雄黄。《活人书》阳毒升麻汤，用犀角、射干、黄芩、人参，无当归、蜀椒、鳖甲、雄黄。

徐洄溪曰：蜀椒辛热之品，阳毒用，而阴毒反去之，疑误。《活人书》加犀角等四味，颇切当。

[26]**百合知母汤** 百合七枚 知母三两

先以水洗百合，渍一宿，当白沫出，去其水。别以泉水二升，煎取一升，去滓。别以泉水二升，煎知母，取一升。后合煎取一升五合。分温再服。

王朴庄曰：百合入药，以野生极小者为胜。

[27]**百合鸡子黄汤** 百合七枚 鸡子黄一枚

先煎百合如前法了，内鸡子黄搅匀，煎五分。温服。

[28]**百合滑石代赭汤** 百合七枚，擘 滑石三两，碎，绵裹 代赭石如弹丸大一枚，碎，绵裹

先煎百合如前法。别以泉水二升，煎滑石、代赭，取一升，去滓。后合和重煎，取一升五合。分温再服。

[29]**百合地黄汤** 百合七枚，擘 生地黄汁一升

先煎百合如前法了，内地黄汁，煎取一升五合。分温再服，中病勿更服，大便当如漆。

[30]**百合滑石散** 百合一两，擘 滑石三两

为散。饮方寸匕，日三服。当微利者止服，热则除。

邹润安曰：玩百合知母汤，可以见汗则伤气，邪搏于气分，为消渴，热中也。玩百合鸡子黄汤，可以见吐则伤上，邪扰于心，为烦懊不寐也。玩百合代赭汤，可以见下则伤血，邪搏于血分，为血脉中热也。玩百合地黄汤，可以见不经吐、下、发

汗，则系百脉一宗，悉致其病，无气血上下之偏矣。所谓百脉一宗者何？《平人气象论》曰：胃之大络，名曰虚里，出于左乳下，其动应衣为脉。宗气是最近于心，乃著邪焉，是以见证行卧不安，如有神灵，皆心中辗转不适之状。口苦，小便数，身形如和，其脉微数，皆心中热郁气怳之征。以此例之，《本经》：百合主邪气，腹满，心痛。盖有若合符节者，而治法始终不外百合，则以心本不任受邪气，而竟为邪扰，则不责将之谋虑不审，即责相之治节不行。今邪阻于上而不下行，为肺之不主肃降，无能遁矣。故欲征其愈期，极宜验其小便。凡溺时，必肺气下导，小便乃出。今气挂于头，即欲下行，上先有故，则肺形之轩举不随，气之支结不降，亦又何疑。乃头中之不适，复分三等。其最甚者，至气上挂而为痛；其次则不痛，而为淅淅然；又其次则因小便通而快然，即此验其轩举支结之浅深微甚，既了如指掌矣。况合之以百合地黄汤下云"大便当如漆"、百合滑石散下云"微利者止服，热则除"，则百合之利大小便，又与《本经》吻合矣。

[31] **瓜蒌牡蛎散**　瓜蒌根　牡蛎熬，等份

为细末。饮服方寸匕，日三服。

邹润安曰：百合病，至一月不解，而变成渴，以百合汤洗之，而仍不差，则病为伤中上之阴无疑。虽然仅曰渴，不曰欲饮水，且不烦不热，究竟病无驻足之所。仅渴之一端，为得所依藉耳。于此见昔之百脉一宗，悉致其病者。今则上焦已化，而在下者尚未化也。上焦已化，百脉之病已蠲其半，百合遂无所用之。而下焦之未化者，不得不选用牡蛎，使之召阳归阴，而其主脑尤在治上焦之已化者。故方中配以化阳化阴之瓜蒌根，两物等份，标名则升瓜蒌于牡蛎之上，为一方之统摄也。

［32］**甘草泻心汤** 甘草_{四两，炙} 黄芩 人参 干姜_{各三两} 半夏_{半升} 黄连_{一两} 大枣_{十二枚}《伤寒论》无人参

水一斗，煮取六升，去滓，再煎取三升。温服一升，日三。

王晋三曰：甘草泻心，非泻结热。因胃虚不能调剂上下，水寒上逆，火热不得下降，结为痞。故君以甘草、大枣，和胃之阴；干姜、半夏，启胃之阳，坐镇下焦客气，使不上逆；仍用芩、连，将已逆为痞之气，轻轻泻却，而痞乃成泰矣。

［33］**赤豆当归散** 赤小豆_{三升，浸令芽出，曝干} 当归_{十分}

杵为散。浆水服方寸匕，日三。汪按：赤小豆，乃赤豆之小种。今药肆以半红半黑之相思子为赤小豆，医者亦多误用。然相思子不能出芽，即此方可证其讹。

［34］**二妙散** 茅山苍术_{生用} 川黄柏_{炒黑}

为末。捣生姜，煎沸汤，调服。

王晋三曰：此偶方之小制也。苍术生用，入阳明经，能发二阳之汗。黄柏炒黑，入太阴经，能除至阴之湿。一生一熟，相为表里，治阴分之湿热，有如鼓应桴之妙。

［35］**生姜泻心汤** 生姜_{四两} 甘草_炙 人参 黄芩_{各三两} 半夏_{半升} 黄连 干姜_{各一两} 大枣_{十二枚}

水一斗，煮取六升，去滓，煎取三升。温服一升。日三。

徐洄溪曰：汗后而邪未尽，必有留饮在心下，其证甚杂，而方中诸药一一对证。内中又有一药治两证者，亦有两药合治一证者，错综变化，攻补兼施，寒热互用，皆本《内经》立方诸法，其药性又皆与《神农本草》所载无处不合。学者能于此等方讲求其理，而推广之，则操纵在我矣。

［36］**半夏泻心汤** 半夏_{半升} 黄芩 干姜 甘草_炙 人参_{各三两} 黄连_{一两} 大枣_{十二枚}

水一斗，煮取六升，去滓，再煎取三升，温服一升，日三。

方中行曰：半夏、干姜，辛以散虚满之痞；黄芩、黄连，苦以泄心膈之热；人参、甘草，甘以益下后之虚；大枣甘温，润以滋脾胃之液。曰泻心者，言满在心膈，而不在胃也。

［37］大黄黄连泻心汤　大黄二两　黄连一两

麻沸汤二升，渍之，须臾，绞去滓。分温再服。

尤在泾曰：成氏云：此导虚热之方也。按所谓虚热者，对燥矢而言也。盖邪热入里，与糟粕相结，则为实热；不与糟粕相结，则为虚热，非阴虚、阳虚之谓。本方以大黄、黄连为剂，而不用枳、朴等药者，盖以泄虚热，非以荡实热也。雄按：不但不用枳、朴等药也，二味仅以麻沸汤渍须臾即绞，其味甚薄，乃可泄虚热。若久渍味厚，虽无枳、朴，亦能下走肠胃也。汪按：尤氏解释极精妙。梦隐更以煎法释之，亦妙。

［38］附子泻心汤　大黄二两，酒浸　黄连炒　黄芩炒，各一两　附子一枚，去皮，别煮取汁

以麻沸汤二升，渍三味须臾，绞去滓，内附子汁。分温再服。

徐洄溪曰：前方乃法之最奇者，不取煎而取泡，欲其轻扬清淡，以涤上焦之邪。此法更精，附子用煎，三味用泡，扶阳欲其热而性重，开痞欲其生而性轻也。雄按：观此可知用药之道。

邹润安曰：心之为体，于卦象离。今被邪逼，则外阳内伐，内阴沸腾。故半夏、甘草、生姜三泻心汤，治阴邪之未化者也。大黄黄连、附子二泻心汤，治阴邪之已化者也。阴邪已化，不逼心阳，则在内之沸乱略定，惟在外之邪气尚阻，则取二黄之泄热，荡去其邪，邪去正自安矣。恶寒汗出者，在上之阴邪才化，在下之阴气复逆，故轻取二黄之气，以荡热除秽；重任附

子之威，以追逐逆阴，使之异趋同归，相成而不相背也。其未化者，阳馁胸于阳位，而恣肆于阴分，邪盘踞于清道，而溃泄于下焦，非干姜、半夏、生姜之振散阴霾，不足以廓清心之外郭；非人参、黄连之养阴泄热，不足以安扰心之内讧也。

又曰：余治疟发时先呕者，用半夏泻心；吐泻交作者，用生姜泻心；胸痞下利者，用甘草泻心，皆应如桴鼓。

[39] 小承气汤 大黄四两 厚朴二两 枳实三枚

水四升，煮取一升二合，去滓。分温二服。初服汤，当更衣。不尔者，尽饮之。若更衣，勿服。

雄按：于大承气汤，既去芒硝，而减枳、朴，复以大黄同煎，而缓其荡涤之性。古人谓之和胃之剂，故曰小承气汤。

[40] 牛黄清心丸 陕西牛黄二分五厘 镜面朱砂一钱五分 生黄连五钱 黄芩 山栀各三钱 郁金二钱

为末，蒸饼为糊丸，如黍米大。每服七八丸。

王晋三曰：此丸古有数方，其义各别。若治温邪内陷包络神昏者，惟万氏此方为妙。盖温热入于心包络，邪在里矣。草木之香，仅能达表，不能透里，必藉牛黄幽香物性，乃能内透包络，与神明相合。然尤在佐使之品配合咸宜，万氏用芩、连、山栀，以泻心火；郁金，以通心气；辰砂，以镇心神；合之牛黄，相使之妙。是丸调入犀角、羚羊角、金汁、甘草、人中黄、连翘、薄荷等汤剂中，颇建奇功。

雄按：周公谨云：《局方》牛黄清心丸，止是前八味，至蒲黄而止。自山药以后凡二十一味，乃补虚中山芋丸。当时不知何以误并为一，因循不曾改正，贻误后人匪细。凡此之类，读书者不可不知也。一方用牛黄、雄黄、黄连、黄芩、栀子、犀角、郁金、朱砂各一两，真珠五钱，冰片、麝香各二钱五分，研，炼蜜丸，每重一钱，金箔为衣，蜡匮。功效较万方为胜。

汪按：万方太轻，此方较有力。

[**41**] **至宝丹** 生乌犀角 生玳瑁 琥珀 镜面朱砂研，飞 雄黄研，飞，各一两 西牛黄五钱 龙脑研 麝香研，各一钱 安 息香一两五钱，为末，酒研，飞净一两，熬膏。用水安息尤妙 金 箔 银箔各五十片，研细为衣

先将犀、玳为细末，入余药，研匀。将安息香膏重汤煮凝 成后，入诸药中和搜成剂，丸如梧子大，蜡护。临服剖用，人 参汤化下三丸至五丸。《本事方》有人参、南星、天竺黄。

王晋三曰：此治心脏神昏，从表透里之方也。黄、犀、玳、 珀，以有灵之物内通心窍；朱、雄、二箔，以重坠之品，安镇 心神；佐以脑、麝、安息，搜剔幽隐诸窍。东垣云：冰、雄、 牛、麝，入骨髓，透肌肤。《抱朴子》言：金箔、雄黄合饵为地 仙，若与丹砂同用，为圣金，饵之可以飞升。故热入心包络， 舌绛，神昏者，以此丹入寒凉汤药中用之，能祛阴起阳，立展 神明，有非他药所可及。徐氏云：安神定魄，必备之方，真神丹也。 若病因头痛，而即神昏不语者，此肝虚魂升于顶，当用牡蛎救 逆以降之，又非至宝丹所宜轻试。

[**42**] **凉膈散**一名连翘饮子 连翘四两 大黄酒浸 芒硝 甘草各二两 黄芩酒炒 薄荷 栀子各一两

为粗末。每服三五钱，加竹叶七片，水一碗半，煎一碗， 去滓，入生白蜜一匙，微煎。温服。与四物各半服，能和营泄 热，名双和散。《本事方》加赤芍、干葛，治诸热累效。《玉机》 云：轻者，宜桔梗汤，汪按：此方与第二方桔梗汤名同实异。即本 方去硝、黄，加桔梗。舟辑之品，浮而上之，去膈中无形之热， 且不犯中下二焦也。雄按：此方加减法，详《宣明论》。

徐洄溪曰：此泻中上二焦之火，即调胃承气加疏风清火之品也。

余师愚曰：热淫于内，治以咸寒，佐以苦甘，故以连翘、黄芩、竹叶、薄荷，升散于上；大黄、芒硝，推荡其中，使上升下行，而膈自清矣。余谓疫疹，乃无形之热，投以硝、黄之猛烈，必致内溃。因去硝、黄，加生石膏、桔梗，使热降清升而疹自透，亦上升下行之义也。雄按：法本《宣明》，剪裁甚善。

[43]犀角地黄汤 暹罗犀角磨汁 连翘各三钱 生地五钱 生甘草五分

水二钟，武火煎三物至八分，去滓，入犀汁和服。

王晋三曰：温热入络，舌绛，烦热，八九日不解，医反治经，寒之，散之，攻之，热势益炽，得此汤立效者，非解阳明热邪，解心经之络热也。按《本草》：犀角、地黄，能走心经，专解营热；连翘入心散客热；甘草入心和络血，以治温热证，热邪入络。功胜《局方》。

[44]导赤散 生地 木通 甘草梢各等份。雄按：生地、木通不应等分。

水煎服。或加淡竹叶。汪按：古方淡竹叶，即竹叶也。淡竹，乃竹名耳。今药肆所售淡竹叶草，是小青之别种，性能凉胃，不能清心，医人每多误用。

雄按：本方去甘草，加黄芩，蜜丸，名火府丹，亦治心热溺涩，淋渴等证。本方加升麻、黄连、丹皮，名升麻清胃汤，轻清凉血，乃秦皇士透化斑疹之良剂。

[45]理中丸 人参 甘草炙 术 干姜各三两

捣筛为末，蜜和为丸，如鸡子黄大。以沸汤数合和一丸，研碎，温服之，日三四服，夜二服。腹中未热，益至三四丸，雄按："未热"二字，须著眼腹中，不冷者，其可服乎？然不及汤。汤法：以四味依两数切用，水八升，煮取三升，去滓。温服一升，日三。

徐洄溪曰：此仲景治寒多霍乱之方也，盖亦伤寒之类。后人以暑月之吐利当之，而亦用此方。更造为大顺散者，皆无稽之论也。

[46] **四君子汤**　人参　白术炒　茯苓各二钱　甘草炙，一钱　生姜三片　大枣二枚

水煎。温服。

徐洄溪曰：此补脾之主方。

[47] **玉女煎**　生石膏三五钱　熟地三五钱，或一两　麦冬二钱　知母　牛膝各一钱五分

水一盅半，煎七分服。

雄按：陈修园力辟此方之谬，然用治阴虚胃火炽盛之齿痛，颇有捷效。若治温热病，地黄宜生，牛膝宜删。叶氏引用，决不泥守成方。近读《景岳发挥》，果与陈氏之论印合。

[48] **四物汤**　生地　当归各三两　芎䓖一两五钱　芍药二两

吹咀。每服四钱，水二盏，煎八分，去滓。温服。

张路玉曰：四物为阴血受病之专药，非调补真阴之药也。

汪按：调补真阴，宜集灵膏[112]不宜四物，而人多误会。

[49] **小柴胡汤**　柴胡半斤　黄芩　人参　甘草炙　生姜各三两　半夏半升　大枣十二枚

水一斗二升，煮取六升，去滓，再煎取三升。温服一升，日三。

尤拙吾曰：热入血室三条，其旨不同。第一条，是血舍空，而热乃入者，空则热不得聚，而游其部，故胁满痛。第二条，

是热邪与血俱结于血室者，血结亦能作寒热，柴胡亦能去血结，不独和解之谓矣。第三条，是热邪入而结，经尚行者，经行则热亦行，而不得留，故必自愈。无犯胃气及上二焦，病在血而不在气，在下而不在上也。若诛伐无过，变证随出，乌能自愈邪？

沈再平曰：今人治疟，必用此汤。若非此汤，即不足以为治者。故致辗转淹滞，变生不测，竟能殒命。则知疟本非死证，惟概以柴胡治疟者，杀之也。夫柴胡为少阳表药，若其疟果发于少阳，而以柴胡治之，无不立愈。若系他经用之，则必使他经之邪辗转而入少阳，迁延以毙。乃既死犹曰柴胡为治疟主药，吾开手即用之，不知其何以死？病家亦以柴胡治疟而竟不效，真其命之当死也。彼此昏迷，不得一悟，良可浩叹！雄按：《内经》论疟，既分六经，又分脏腑，并不泥定少阳一经，医家绎之。

雄按：本方柴、半各八两，准今得六钱零八厘；参、草、苓、姜各三两，准今得二钱二分八厘；枣十二枚，以水一斗二升，准今得八合零四抄。煮至减半，去滓，再煎至减半，夫煎而又煎，只取四分之一，其汤之浓郁甘柔可知。喻氏谓和药，取其各药气味之相和。余谓和者，取其气缓味厚，斯为补正托邪之剂。故惟风寒正疟，邪在少阳者，可以按法而投。则参、甘、姜、枣，补胃充营；半夏利其枢；柴、苓解其热，病无不愈矣。犹之今人于疟发之先，饱啖羊肉酒饭，亦能取效。汪按：疟疾寒来之时，强食过饱，往往一寒不能复热而死，吾见甚多，不可不戒。盖风寒自表而受，胃腑空虚，自能安谷，治必先助中气，托邪外出，即御外邪，杜其内入，诚一举两全之策也。若温热、暑湿诸疟，邪从口鼻而受，肺胃之气先已窒滞，病发即不饥恶谷脘闷，苔黄。苟不分别，但执此汤，奉为圣法，则参、甘、姜、枣，温补助邪，骤则液涸神昏，缓则邪留结痞，且有耗伤阴血而成疟劳者。即不用全方，而专以柴胡为治疟主药，亦惟营阴充裕，或温热、暑湿之邪本不甚重，及兼感风寒之表邪者，始可见功。汪按：治正疟，必宜此汤。温暑亦有正疟，不独风寒。方用黄芩，是清热，非祛寒也。且柴胡主少阳半表半里，黄芩里药，亦非以治表邪，但当辨其是否正疟耳。若似疟非疟，妄用柴胡，必提成长热不退，或两耳大痛，甚至神昏，更或引动肝风，痉厥立至，生平见之屡矣。故倪涵初所定三方，亦愈病者稀，而加病者多也。汪按：疟疾强止，亦成臌胀者多不救，而人但知其臌胀而死，未尝归咎于治疟之不善。故医者终身误人而不自知，虽告之不信也。世人凡患疟不究病因，辄以姜、枣汤灌之，其弊类此，羊肉亦然。凡属时疟，虽愈后亦忌食，食则必复。此时疟之所以异于正疟也，可不察哉。

［50］**桂枝红花汤** 《伤寒》桂枝汤加红花。原方：桂枝、芍药、生姜各三两，甘草（炙）二两，大枣十二枚。

［51］**葱豉汤** 葱白一握 香豉三合

水煎，入童子小便一合。日三服。雄按：芦根、桑叶、滑石、蔗浆之类，皆可随证佐用。

张路玉曰：本方药味虽轻，功效最著。凡虚人风热，伏气发温，及产后感冒，靡不随手获效。

尤拙吾曰：温邪之发，阴必先伤，设有当行解散者，必兼滋阴之品于其中。昔人于葱豉汤内加童便，于栀豉汤中加地黄、麦冬，亦此意也。雄按：二方加减，古法最详。

华岫云曰：在内之温邪欲发，在外之新邪又加，葱豉汤最为捷径，表分可以肃清。

邹润安曰：栀子与葱白，一系泄热，一系通阳。泄热者纵，通阳者横。纵则能通上下之道，此所以宜于汗吐下后，表邪已解之时。横则能达外内之情，此所以宜于病初起，卒难辨识之际。而豆豉擅开发上焦郁抑，宣导阴浊逗留。故在先在后，咸藉以奏功也。

雄按：叶氏《春温篇》，于新邪引动伏邪，亦主是方。盖此汤为温热初病开手必用之剂。鞠通不察，舍近而图远，遂为喻氏臆说所惑，以桂枝汤为初感之治，仍不能跳出伤寒圈子矣。意欲绍述仲圣乎？则祖上之门楣，不可夸为自己之阀阅也。拘守其迹，岂是心传。尤氏云：桂枝汤，为伤寒表病而里和者设。温病伏寒变热，少阴之精已被劫夺，虽有新旧合邪，不可更用辛温助热，而绝其本也。吴氏殆未之闻耶？

[52] **清心凉膈散**一名桔梗汤　即凉膈散去硝、黄，加桔梗。余氏又加生石膏，为治疫疹初起之良剂。

[53] **苇茎汤**　苇茎二斤　薏苡仁　瓜瓣各半斤　桃仁五十枚

水一斗，先煮苇茎，得五升，去滓，内诸药，煮取二升。服一升，再服。

雄按：邹氏《续疏》云：苇茎形如肺管，甘凉清肺，且有节之物，生于水中，能不为津液阂隔者，于津液之阂隔而生患害者，尤能使之通行。薏苡色白味淡，气凉性降，秉秋金之全体，养肺气以肃清。凡湿热之邪客于肺者，非此不为功也。瓜瓣即冬瓜子，冬瓜子依于瓤内，瓤易溃烂，子不能，则其能于腐败之中，自全生气，即善于气血凝败之中，全人生气，故善治腹内结聚诸痈，而涤脓血浊痰也。桃仁入血分而通气。合而成剂，不仅为肺痈之妙药，竟可瘳肺痹之危痾。

[54] **泻白散**　桑白皮　地骨皮各一两　甘草五钱

为粗末。每服一二钱，入粳米百粒，水煎。

徐洄溪曰：此方能治肺中之饮。

雄按：此泻去肺热，而保定肺气之方也。若肺不伤于热，而伤于风寒者，诚有如鞠通所谓必将邪气恋定而渐成劳怯矣，故用药必先议病也。

[55] **葶苈大枣泻肺汤** 葶苈_{熬令黄色，捣丸如鸡子大} 大枣十二枚

水三升，煮枣取二升，去枣，内葶苈，煮取一升。顿服。

雄按：《外台》用葶苈、杏仁各一升，大枣六十枚，合杵如膏，加蜜作丸桐子大。桑白皮汤下六、七十丸，以大便通利为度。《本事方》无杏仁，有陈皮、桔梗，枣肉丸梧子大。每服五、七丸，饮下，名枣膏丸。《元戎》于本方加麻黄、五味子，汪按：此二味并用，似嫌夹杂。并治痰实饮闭，而为喘胀者。余治虚弱人患实痰哮喘者，用葶苈炒黄煎汤，去滓，以汤煮大枣食之。亦变峻剂为缓剂之一法也。

[56] **竹叶石膏汤** 竹叶_{二握} 生石膏_{一斤} 半夏_{半斤，洗} 人参_{三两} 甘草_{二两，炙} 麦门冬_{一斤} 粳米_{半升。}雄按：陈修园曰：《伤寒论》用人参者有数方，皆因汗吐下之后，亡其津液，故取甘凉以救其阴也。

水一斗，先煮六味，取六升，去滓，内粳米，煮米熟汤成，去米。温服一升，日三。《集验》此方，加生姜治呕最良。雄按：余用此方治暑疟，极妙。

徐洄溪曰：此治伤寒解后，虚羸少气之善后方也。盖大病之后，必有留热，治宜清养。后人俱概用峻补，以留其邪，则元气不能骤复，愈补愈虚矣。雄按：此理惟喻氏知之，叶氏精之。

[57] **清燥救肺汤** 经霜桑叶_{三钱去筋} 杏仁_{七分，去皮尖，炒黄} 麦门冬_{一钱二分} 生石膏_{二钱五分} 人参_{七分} 阿胶_{八分} 胡麻仁_{一钱} 枇杷叶_{去毛筋，一片} 甘草_{一钱}

水一碗，煎六分。食远服。痰多加贝母、瓜蒌，血枯加生地，热甚加犀角、羚羊角，或加牛黄。柯韵伯曰：古方用香燥之品，以治气郁，不获奏效者，以火就燥也。惟缪仲淳知之，故用甘凉滋润之品，以清金保肺立法。喻氏宗其旨，集诸润剂而制此汤，用意深矣。汪按：此治秋燥证之神方，胜于东垣清燥汤多矣。

[58] **妙香丸**一名大圣丸　巴豆三百十五粒，去皮心膜，炒熟，研如面　牛黄研　腻粉研　龙脑研　麝香研，各三两　辰砂飞，九两　金箔九十片，研

研匀。炼黄蜡六两，入白蜜三两同炼令匀为丸，每两作三十丸。白汤下二丸，日二。《宣明》有水银、硼砂。此丸治惊痫百病，亦治伤寒潮热，积热，结胸，发黄，狂走躁热，大小便不通。徐氏云：三分一丸，难于下咽，宜作一分一丸。每服三丸为妥。

[59] **六一散**一名天水散　腻白滑石六两，水飞　甘草一两，炙

为细末。每服三钱，温水或新汲水调下，日三。暑湿内侵，风寒外袭者，豆豉五十粒，葱白五寸，水一盏，煮汁调下即解。甚者三服，必愈。催生下乳，温水擂胡麻浆调下，并可下死胎，解斑蝥毒。加辰砂少许，名益元散。加黄丹少许，名红玉散。加青黛少许，名碧玉散。加薄荷叶末少许，名鸡苏散。

李濒湖曰：热散则三焦宁而表里和，湿去则阑门通而阴阳利。完素以之治七十余证，赞为凡间仙药，不可缺之。雄按：小溲清长者，勿服。

[60] **大顺散**　甘草三十斤，锉寸长　干姜　杏仁去皮、尖　肉桂去粗皮，各四斤

先将甘草同白砂炒及八分黄熟，王晋三曰：白砂，即河砂。或云是白砂糖，非。次入干姜同炒，令姜裂，次入杏仁，又同炒，候不作声为度，筛去砂后，入肉桂一处捣为散。每服二钱，水

煎，温服。如烦躁，井华水调下，不拘时，沸汤调亦可。

王安道曰：此方甘草最多，干姜、杏仁、肉桂次之。除肉桂外，三物皆炒者，原其初意，本为冒暑伏热，引饮过多，脾胃受湿，呕吐，水谷不分，脏腑不调所立。盖温中药也，内有杏仁，不过取其能下气耳。若以之治静而得之之证，吾恐不能解，而反增内烦也。世俗不明，类曰：夏月阴气在内，此等方为必用之药。吁！误矣。夫阴气，非寒气也。盖夏月阳气发散于外，而阴气则在内耳。岂可视阴气为寒气，而用温热之药乎？阴果为寒，何以夏则饮水耶？汪按：若夏月必宜温药，则冬月必宜凉药乎？且大热烦躁，而更以姜、桂之燥热助之，不得已而用井华水，欲使相济，不知井华水之力，不能制也。尤为进退无据矣。

徐洄溪曰：此治暑月内伤饮冷证，非治暑也。又甘草多于诸药八倍，亦非法。此等病百不得一，偶用之耳。而制药四十二斤，又止服二钱，其意何居？其方本不足取，而世之庸医竟以此治燥火之暑病，杀人无算，可胜哉。

[**61**]**紫雪**　黄金一百两，徐云"以飞金一万页代之"，尤妙　寒水石　磁石　石膏　滑石各三斤

以上并捣碎，用水一斛，煮至四斗，去滓，入下药：羚羊角屑、犀角屑、青木香、沉香各五斤，丁香一两，徐云：宜用二两。元参、升麻各一斤，甘草八两，炙。以上入前药汁中，再煮取一斗五升，去滓，入下药：朴硝十斤，硝石四斤。徐云：二硝太多，宜用十分之一。二味入前药汁中，微火上煎，柳木篦搅不住，候有七升，投在木盆中，半日欲凝，入下药：朱砂三两，麝香当门子一两二钱五分。二味入前药中，搅调令匀，瓷器收藏，药成霜雪而色紫。新汲水调下。雄按：《鸡峰方》无磁石、滑石、硝石，其二角只用各十两，丁、沉、木香各五两，升麻六两，朴硝二斤，

麝香却用三两，余六味同。又薛公望云：方中黄金不用亦可。汪按：宜用飞，金箔不可去。

徐洄溪曰：邪火毒火，穿经入脏，无药可治。此能消解，其效如神。

[**62**] **禹余粮丸** 即针砂丸，又名蛇含石丸　蛇含石即蛇黄大者。三两，以新铁铫盛，入炭火中烧，石与铫子一般红，用钳取蛇黄倾入醋中，候冷研极细末听用　**禹余粮** 三两　**真针砂** 五两。以水淘净，炒干，入余粮一处，用米醋二升，就铫内煮醋干为度，后用铫并药入炭火中烧红钳出，倾药净砖上，候冷研细

以三物为主，其次量人虚实入下项药：羌活、川芎、木香、茯苓、牛膝、桂心、白豆蔻、大茴、蓬术、附子、干姜、青皮、三棱、白蒺藜、当归酒浸一宿，各五钱。为末，入前药拌匀，以汤浸蒸饼，挞去水，和药再杵，为丸梧子大。食前温酒、白汤任下三十丸至五十丸。最忌盐，一毫不可入口，否则发疾愈甚。但试服药，即于小便内旋去，不动脏腑，而能去病，日三服。兼以温和调补气血药助之，真神方也。雄按：此乃治水肿寒积之方，今人辄用以治胀。然胀有寒热二证，设热胀误服，贻害非轻。丹溪云：温热之药太多，宜有加减，不可徒执其方。魏玉璜云：阴虚内热而为膜胀，误服燥热石药必死。

徐洄溪曰：此方兼治有形之积块。

[**63**] **牡蛎泽泻散**　牡蛎　泽泻　蜀漆洗去腥　瓜蒌根　葶苈子　商陆根熬　海藻洗去咸，各等份

异捣，下筛为散，更入臼中杵之。白饮和服方寸匕，小便利，止后服。雄按：古云商陆水煎能杀人。

华岫云曰：叶氏虽善用古方，然但取其法，而并不胶柱。观其加减之妙，如复脉、建中、泻心等类可知。至用牡蛎泽泻

散，只取此二味。故案中有但书用某方而不开明药味者，决非尽用原方，必有加减之处，观者以意会之可也。雄按：此论通极，诸方皆当作如是观。

邹润安曰：牡蛎泽泻散证，水蓄于下，上焦之气不能为之化，故类萃商陆、葶苈，以从上下降；泽泻、海藻，以启水中清气上行；瓜蒌、牡蛎，则一以上济其清，一以下召其浊，而使之化耳。

又曰：牡蛎泽泻散，治腰以下水气不行，必先使商陆、葶苈，从肺及肾开其来源之壅；而后牡蛎、海藻之软坚，蜀漆、泽泻之开泄，方能得力；用瓜蒌根者，恐行水之气过骏，有伤上焦之阴，仍使之从脾吸阴，还归于上。与常山之蛇，击其首则尾应，击其尾则首应者，不殊也。

[64] **越脾汤** 麻黄六两 石膏八两 生姜三两 甘草二两大枣十二枚

水六升，煮麻黄去沫，内诸药，煮取三升。分三服。恶风，加附子一枚。

喻嘉言曰：越脾汤者，示微发表于不发之方也，大率取其通调营卫。麻黄、石膏二物，一甘热，一甘寒，合而用之，脾偏于阴则和以甘热，胃偏于阳则和以甘寒。乃至风热之阳，水寒之阴，凡不和于中土者，悉得用之何者？中土不和，则水谷不化其精悍之气以实营卫，营卫虚，则或寒或热之气皆得壅塞其隧道，而不通于表里。所以在表之风水用之，而在里之水兼渴，而小便自利者，咸必用之，无非欲其不害中土耳。不害中土，自足消患于方萌矣。

[65] **甘遂半夏汤** 甘遂大者，三枚 半夏十二枚 芍药五枚甘草如指大，一枚。一本无甘草。汪按：王氏虽强为之释，究当从一本，

去甘草为是

水二升，煮取半斤，去滓，以蜜半升和药汁，煎取八分。顿服之。

王晋三曰：甘遂反甘草。反者，此欲下而彼欲上也。乃以芍药约之，白蜜润之，则虽反而甘遂仍得下渗。《灵枢》有言：约方如约囊。甘遂、半夏，逐留饮弥漫于肠胃之间，虽利而续坚满。苟非以甘草、白蜜，与甘遂大相反者，激而行之，焉能去其留著之根。相反为方，全赖芍药之酸可胜甘，约以监反，庶不溷乱中焦而为害。然学识未优者，不可轻试于人也。

[66] 控涎丹一名妙应丸　甘遂去心　大戟去皮　白芥子各等份

为末，蒸饼糊丸。每服五七丸至十丸，临卧姜汤服。雄按：余治虚人饮证，每以六君子汤去甘草送服甚妥，毛达可谓之子龙丸，云治流注窜毒甚效。

王晋三曰：控，引也。涎，读作羡，涎涎也，水流貌。引三焦之水，涎涎流出于水道也。芥子，色白入肺，而达上焦；甘遂，色黄入脾，而行中焦；大戟，色黑入肾，而走下焦。故曰：芥子走皮里膜外之水饮，甘遂决经隧之水饮，大戟逐脏腑之水饮。三者。引经各异，涎涎于水道则同，故复之为方，而名控涎也。汪按：涎，即"次"之俗字，亦作"漾"，本指口唾，引伸为痰涎。王说未当。

[67] 又控涎丹治诸痫　生川乌　半夏洗　僵蚕炒，各半两　生姜汁浸一宿　铁粉三钱，研　全蝎　甘遂面裹煨，各二钱半

为细末，生姜自然汁为丸如绿豆大，朱砂为衣。每服十五丸，生姜汤下。二方俱忌食甘草。

[68] 五子五皮汤　即五皮饮五加皮、地骨皮、茯苓皮、大腹

皮、生姜皮，一方，五加易陈皮；一方，五加易桑白皮。加杏仁、苏子、葶苈子、白芥子、莱菔子。一方，无杏仁、芥子，有香附、车前子。

[69] **桂苓丸** 桂一两 茯苓二两

为末，蜜丸。沸汤下二钱作汤，名桂苓饮。

[70] **禹功丸即禹功散** 黑牵牛头入磨一次，不复再磨，四两 大茴香炒，一两

为细末。以生姜自然汁，调服一二钱。或加木香一两。

[71] **防己茯苓汤** 防己 黄芪 桂枝各三两 茯苓六两 甘草二两

水六升，煮取二升。分温三服。

王晋三曰：余治太阳腰髀痛，审证借用此方，如鼓之应桴。

[72] **中满分消汤** 半夏一钱 厚朴 黄连 黄柏俱姜制 川乌 干姜俱炮、开口吴萸炒 草豆蔻炒研 木香 人参各五分 茯苓 泽泻各一钱半 生姜五斤

水煎稍热服。大忌房劳、生冷、炙、酒、面、糟、醋、盐、酱等物。身热，脉浮，喘满，有表证，加麻黄五分；血虚，至夜烦热，加归身、黄芪各五分；阳气下陷，便溺赤涩，加升麻、柴胡各三分；脾气虚弱，饮食不磨，去黄柏，加益智仁、荜澄茄、青皮各二分。

[73] **中满分消丸** 厚朴 半夏 黄连俱姜汁炒 黄芩 枳实 白术同枳实拌湿，炒焦 干生姜 茯苓 猪苓 泽泻 人参各五钱 甘草炙，一钱

汤浸蒸饼为丸梧子大。每服百丸，沸汤下。脾胃气滞，食积胀满，加陈皮、砂仁各五钱；经脉湿滞，腹皮腿臂痛不可拊者，加片子姜黄一钱；肺热气化不行，溺闭喘渴者，加知母三钱。

张路玉曰：东垣分消汤、丸，一主温中散滞，一主清热利水。原其立方之旨，总不出《内经》"平治权衡"、"去菀陈莝"、"开鬼门"、"洁净府"等法。其汤方，主中满寒胀。乃下焦阴气逆满，抑遏中焦阳气，有似乎阴之象。故药中虽用乌头之辛热，宣布五阳，为辟除阴邪之向导；即用连、柏之苦寒，以降泄之。苟非风水肤胀，脉浮证起于表者，孰敢轻用开鬼门之法，以鼓动其阴霾四塞乎？丸方，主中满热胀，用黄芩之轻扬，以降肺热，则用猪苓、泽泻，以利导之，故专以洁净府为务。无事开鬼门，宣布五阳等法也。

［74］**小青龙汤** 麻黄去节 芍药 细辛 干姜 甘草炙桂枝各三两 五味子 半夏各半升

水一斗，先煮麻黄，减二升，去上沫，内诸药，煮取三升，去滓。温服一升。

徐洄溪曰：此方专治水气。盖汗为水类，肺为水源，邪汗未尽，必停于肺胃之间。病属有形，非一味发散所能除。此方无微不到，真神剂也。

［75］**木防己汤** 木防己三两 桂枝二两 人参四两 石膏如鸡子大二枚

水六升，煮取二升。分温再服。虚者即愈，实者复发，去石膏，加茯苓、芒硝。

尤拙吾曰：防己、桂枝，一苦一辛，并能行水气而散结气。而痞坚之处，必有伏阳，吐下之余，定无完气，书不尽言，而意可会也。故又以石膏治热，人参益虚，于法可谓密矣。其虚者，外虽痞坚，而中无结聚，即水去气行而愈。其实者，中实有物，气暂行而复聚，故三日复发也。去石膏，加芒硝者，魏伯乡云："以其既散复聚，则有坚定之物，留作包囊，故以坚投坚，而不破者，即以软投坚而即破也"。加茯苓者，亦引饮下行之用耳。

邹润安曰：防己之茎如木，故名木防己；后世以其出汉中，因又名汉防己，非二物也。如仲圣但以防己名汤，则曰木防己汤。连他物以名汤，则除去木字，以便称谓耳。后人以茎为木，以根为汉，及治风、治水之分，均属臆断。

[76] **藿香正气散** 厚朴 陈皮 桔梗 白术 半夏各二两 大腹皮换槟榔亦可，或用苍术 白芷 茯苓 苏叶 藿香各三两 甘草炙，一两

为粗末。每服三钱，姜三片，枣一枚，煎热服。汪按：《兰台轨范》无白术。

[77] **不换金正气散** 苍术泔浸，去皮，麻油拌，炒黄，四两 厚朴去皮，姜汁炒 陈皮去白 甘草炙，各三两 藿香 半夏各二两

为粗末。每服三钱，水煎温服。或加香豉。

雄按：二方皆治风寒外感，食滞内停，或兼湿邪，或吸秽气，或伤生冷，或不服水土等证，的是良方。若温暑热证，不兼寒湿者，在所切禁。今人谓其统治四时感证，不审病情，一概乱用，殊可笑也。

[78] **六和汤** 香薷二两 人参 茯苓 甘草炙 扁豆 厚朴姜制 木瓜 杏仁去皮尖 半夏各一钱 藿香 砂仁炒研，各六分 生姜三片 大枣一枚

水煎，热服。一方，无香薷，有白术。汪按：宜用香薷，为暑月受凉闭汗，故表之也。

雄按：此亦治暑月外感风寒，内伤生冷之剂。香薷饮之方不一，主治略同，皆非治暑之药也，用者辨之。

[79] **五积散** 苍术 厚朴 陈皮 甘草 麻黄 桂枝 炮姜 半夏 茯苓 枳壳 桔梗 芍药 当归 川芎 白芷 生

姜　葱白

为粗末。每服三钱，水煎服。汪按：麻黄亦为闭汗而设。

雄按：此治外受寒湿，内挟冷食之剂。

［80］**益黄散**　陈皮　青皮下食，入太阴之仓　丁香去脾胃中寒。各二钱　诃子肉五钱。能开胃消食，止痢　甘草炙，三钱

为末。每服一二钱，水煎。钱仲阳用治脾土虚寒，呕吐泄泻。

汪按：徐洄溪谓诃子肉水煎，涩难入口。此方似宜末服，不必水煎。

［81］**又益黄散**　人参　陈皮去白，各一钱　黄芪二钱　生甘草　炙甘草各五分　芍药七分　黄连少许

为末，每服二钱，水一杯，煎五分服。

李东垣用治慢脾风。

［82］**星附六君汤**　即六君子汤四君子加陈皮、半夏是也，加制南星、白附子。

附：连香饮（缺）俟考。

雄按：本论主治，热气深伏，烦渴呕逆，必以黄连之苦降泄热为君。或谓即香连丸，则木香与火升作呕者，非所宜也。若寒呕，则石莲丁香饮甚妙。

［83］**黄连竹茹橘皮半夏汤**　药即汤见。

雄按：此方于橘皮竹茹汤，去生姜之温、甘草之甘，加黄连之苦寒，以降诸逆冲上之火；半夏之辛开，以通格拒抟结之气，用治呕哕，其效如神。

［84］**来复丹**　太阴元精石　舶上硫黄　硝石各一两，用硫黄为末，微火炒，结成砂子大　橘红　青皮去白　五灵脂澄去砂，炒令烟尽。各二钱

为末，醋糊丸豌豆大。每服三十丸，白汤下。

［85］**七香饼**　香附　丁香皮各一两二钱　甘松八钱　益智仁

六钱　砂仁　蓬术　广皮各二钱

为末，神曲糊调匀，捏成饼子，每重一二钱，干之。用时杵碎，水煎服。

[86] **平胃散**　茅山苍术去粗皮，米泔浸，五两　紫厚朴去皮，姜汁炒　陈皮去白，各三两二钱　甘草炙，二两

为末，每服二钱，水一盏，姜一片，同煎七分，温服。

柯韵伯曰：《内经》以土运太过，曰敦阜，其病腹满；不及，曰卑监，其病留满痞塞。三承气汤，调胃土之敦阜，此方平胃土之卑监。培其卑者，而使之平，非削平之谓。犹温胆汤用凉剂而使之温，非用温之谓也。

雄按：柯氏此论虽已超越前贤，而义犹未畅也。三承气汤调胃土之敦阜，韪矣。若卑监者，乃是脾德有惭，土不胜湿，健运失职，阳气不升，非胃病也。夫脾字从卑，原为阴土，其性恶湿，燥补相宜。既知脾湿去而不滞，脾得补而健运，则是方也，乃调脾土之卑监，而名曰平胃者，以脾气健而升，则胃自平而降耳，本非削平之谓也。

[87] **胃苓汤**　即平胃合五苓也。

[88] **桃核承气汤**　桃仁五十个，去皮尖　大黄四两　甘草　桂枝　芒硝各二两

水七升，煮取二升半，去滓，内芒硝，更上火微沸下火。先令温服五合，日三服，当微利。徐云：微利则仅通大便，不必定下血也。

徐洄溪曰：热甚则血凝而上干心包，故神昏而如狂。血得热而行，苟能自下，则邪从血出，亦能自愈。但小腹急结，是蓄血见证，宜此主之。

邹润安曰：瘀血一证，《伤寒论》、《金匮要略》论之最详。

大凡已见热标而无热证，脉无热象者，瘀也；有所阻则应有所不通，有所阻而气化仍通者，瘀也；并无所阻，而自谓若有所阻者，瘀也；有燥象而不渴，不应渴而反渴者，瘀也。盖气以化而行，血以行而化。气已行而结者犹结，则非气病。况血应濡而不濡，实非枯而似枯，是非有瘀，何由得此哉？雄按：余治李氏妇，崩后溺涩，暨顾氏妇产后，小便不通，皆以瘀行而愈。可见病机多幻，虽圣人亦有所不能尽也。故许知可治毗陵贵妇，用桃仁煎而愈，古之人有行之者矣。王清任论病，专究瘀血，即叶氏所云："病久入络"义，皆本于仲景也。

[89] **白虎加桂枝汤** 石膏一斤　知母六两　甘草炙，二两粳米二合　桂枝三两，锉

每服五钱，水一盏半，煎至八分，去滓。温服，汗出愈。

邹润安曰：或问：桂枝与白虎，寒热天渊，安可兼用？且论中谆谆以表不解，禁用白虎，既可兼用，则何不加此而必待表解乎？曰：表不解，不可与白虎条，上文言脉浮、发热、无汗，乃麻黄证，非特不得用白虎，且不得用桂枝矣。白虎证者，脉大也，汗出也，烦渴欲饮水也。三者不兼，即非是。今云其脉如平，身无寒，但热，时呕，皆非白虎证，亦未必可用桂枝。特既与白虎，则三者必具，再加骨节烦疼之表。则无寒不得用柴胡，有汗不得用麻黄，热多又不得用附子，不用桂枝，和营通络而谁用者？且古人于病有分部，非如后世多以阴阳五行生克为言。雄按：因此遂成议药不议病之世界，积重难返，奈何！伤寒有伤寒用药之例，温疟有温疟用药之例。盖伤寒自表入里，故有一毫未化之寒，即不可与全入者并论。温疟自内出外，里既全热，但有骨节烦疼一种表证，即不得全认为热，而单用白虎，故必兼桂枝使之尽化，而顷刻致和矣。

中医非物质文化遗产临床经典读本

[90] **四兽饮** 即六君子汤加草果为散。

每服四五钱，生姜三片，盐少许，乌梅一个，水煎服。

[91] **露姜饮** 人参　生姜等份

阴阳水煎，去滓，露一宿，再煎数沸。温服。

叶香岩曰：疟疾之发，由于受暑者多。若骤用温补截之，为害不浅。松江赵嘉柱，疟发数次，用此法，变血痢而死。雄按：此方必邪衰正馁，而缠绵不已者，始可用以截之。白露降，而炎暑消，故取秋露以涤余邪。若秋前露自地升不能取也。

[92] **鳖甲煎丸** 鳖甲十一分，炙　乌扇即射干，烧　鼠妇熬　干姜　黄芩　大黄　桂枝　石韦去毛　厚朴　紫葳　阿胶各三分　柴胡　蜣螂熬，各六分　芍药　牡丹皮　䗪虫熬，各五分　葶苈熬　半夏　人参各一分　瞿麦　桃仁各二分　蜂窠四分，炙　赤硝十二分

为末。取锻灶下灰一斗，清酒一斛，五斗浸灰，俟酒尽，一半著鳖甲于中，煮令泛烂如胶膝，绞取汁，内诸药煎，为丸如梧子大。空心服七丸，日三服。雄按：凡用介类之药入丸剂，皆当仿此圣法，庶无流弊。

王晋三曰：鳖甲煎丸，都用异类灵动之物，若水陆飞潜。升者，降者，走者，伏者，咸备焉。但恐诸虫扰乱神明，取鳖甲为君守之，其泄厥阴、破癥瘕之功，有非草木所能比也者。阿胶达表息风，鳖甲入里守神，蜣螂动而性升，蜂房毒可引下，䗪虫破血，鼠妇走气，葶苈泄气闭，大黄泄血闭，赤硝软坚，桃仁破结，乌扇降厥阳相火，紫葳破厥阴血结，干姜和阳退寒，黄芩和阴退热。和表里，则有柴胡、桂枝；调营卫，则有人参、白芍；厚朴达原劫去其邪。丹皮入阴，提出其热。石韦开上焦之水，瞿麦涤下焦之水。半夏和胃而通阴阳，灶灰性温走气，

清酒性暖走血。统而论之，不越厥阴、阳明二经之药。故久疟，邪去营卫而著脏腑者，即非疟母，亦可借以截之。《金匮》惟此方与薯蓣丸药品最多，皆治正虚邪著，久而不去之病，非汇集气血之药，攻补兼施，未易奏功也。_{雄按：有形癥瘕，按之不移者，即非疟母，亦可借以缓消。}

[93] **六神汤** 即四君子汤加山药、扁豆。_{雄按：二陈汤去甘草，加旋覆花、石菖蒲、胆南星，亦名六神汤，治颠狂昏厥诸痰证极效。}

[94] **三黄汤** 黄连_{酒煮} 黄芩_{酒炒} 大黄_{酒浸}，各等份。《金匮》倍大黄，名泻心汤。

麻沸汤二升渍之，须臾绞去滓。分温再服。为末，炼白蜜丸梧子大，名三黄丸。去大黄，加黄柏等份，煎，名金花汤。更加栀子，名栀子金花汤。_{即黄连解毒汤。}为末，蜜丸，名金花丸。金花汤为末，蜜丸，名三补丸。三黄丸加黄柏等份，滴水丸，名大金花丸。

张石顽曰：金花汤，止芩、连、柏三味。作丸，名三补金花丸，较汤多栀子。作汤名解毒，更加大黄，则名大金花汤。汤丸虽异，功用不殊。但取急攻则用汤，_{缓祛则用丸，微有区别耳。}

[95] **甘露消毒丹**_{一名普济解毒丹} 飞滑石_{十五两} 绵茵陈_{十一两} 淡黄芩_{十两} 石菖蒲_{六两} 川贝母 木通_{各五两} 藿香 射干 连翘 薄荷 白豆蔻_{各四两}

各药晒燥，生研细末。_{见火则药性变热。}每服三钱，开水调服，日二次。或以神曲糊丸如弹子大，开水化服亦可。

雄按：此治湿温时疫之主方也。《六元正纪》五运分步，每年春分后十三日交二运，徵火旺，天乃渐温；芒种后十日交三运，宫土旺，地乃渐湿，温湿蒸腾，更加烈日之暑，烁石流金。

人在气交之中，口鼻吸受其气，留而不去，乃成湿温、疫疠之病，而为发热，倦怠，胸闷，腹胀，肢酸，咽肿，斑疹，身黄，颐肿，口渴，溺赤，便闭，吐泻，疟痢，淋浊，疮疡等证。但看病人舌苔，淡白，或厚腻，或干黄者，是暑湿、热疫之邪，尚在气分，悉以此丹治之立效。并主水土不服诸病。汪按：普济消毒饮，用芩、连、陈皮、元参、连翘、甘、桔、升、柴、马勃、鼠黏、薄荷、板蓝根、僵蚕，或加人参、大黄，今附载。

[96] **神犀丹** 乌犀角尖磨汁　石菖蒲　黄芩各六两　真怀生地冷水洗净，浸透，捣绞汁　银花各一斤，如有鲜者，捣汁用尤良粪清　连翘各十两　板蓝根九两。无则以飞净青黛代之　香豉八两元参七两　花粉　紫草各四两

各生晒，研细，忌用火炒，以犀角、地黄汁、粪清和捣为丸，切勿加蜜。如难丸，可将香豉煮烂。每重三钱。凉开水化服，日二次。小儿减半。如无粪清，可加人中黄四两，研入。

雄按：温热、暑疫诸病，邪不即解，耗液伤营，逆传内陷，痉厥昏狂，谵语发斑等证，但看病人舌色，干光，或紫绛，或圆硬，或黑苔，皆以此丹救之。若初病即觉神情昏躁，而舌赤口干者，是温暑直入营分。酷暑之时，阴虚之体，及新产妇人，患此最多。急须用此，多可挽回。切勿拘泥日数，误投别剂，以偾事也。兼治痘毒重，夹带紫斑危证，暨痘疹后余毒内炽，口糜咽腐，目赤神烦诸证。方中犀角为君，镑而煎之，味极难出，磨则需时，缓不及待，抑且价昂，非贫人所能猝办。有力者，予为合就施送，则患者易得救活必多，贫者重生，阴功亦大。或存心之药铺，照本制售，亦方便之一端也。

[97] **温胆汤** 竹茹　枳实　半夏各一两　橘红一两五钱　茯苓七钱　甘草炙，四钱

每服四、五钱，生姜一片，红枣一枚，水一盏五分，煎七分服。

罗东逸曰：胆为中正之官，清静之府，喜宁谧，恶烦扰，喜柔和，不喜壅郁。盖东方木德，少阳温和之气也。是以虚烦惊悸者，中正之官，以热而不宁也。热呕吐苦者，清静之府，以郁久而不谧也。痰气上逆者，土家湿热反乘，而木不得遂其条达也。如是者，首当清热及解利三焦。方中以竹茹清胃脘之阳；而臣以甘草、橘、半通胃，以调其气；佐以枳实，除三焦之痰壅；使以茯苓平渗，致中焦之清气。且以驱邪，且以养正，三焦平而少阳平，三阳正而少阳正，胆家有不清宁而和者乎。和即温也，温之者，实凉之也。晋三亦云"胆气退热为温"，非谓胆寒而温之也。雄按：此方去姜、枣，加黄连，治湿热挟痰而化疟者，甚妙。古人所未知也。

［98］麻黄杏仁甘草石膏汤　药即汤见。

张石顽曰：此大青龙汤去桂枝，越婢汤加杏仁也。雄按：彼二方有姜枣。专祛上焦湿热、痰气，与苓桂术甘汤互发。彼藉苓、术，专祛心下之支饮；此藉石膏，专祛膈上之湿热也。汪按：此语可商。石膏除热，非祛湿之品也。

尤在泾曰：汗出而喘，无大热者，其邪不在经腠，而在肺中，故非桂枝所能发；麻杏辛甘，入肺散邪气；肺被邪郁而生热，石膏辛寒，入肺除热气；甘草甘温，安中气，且以助其散邪、清热之用，乃肺脏邪气发喘之剂也。

又曰：大青龙主散表寒，而兼清里热，故麻黄多于石膏；此清肺热，而兼散肺邪，故石膏多于麻黄。

［99］白头翁汤　白头翁二两　秦皮　黄连　黄柏各三两

水七升，煮取二升，去滓。温服一升。

柯韵伯曰：三阴俱有下利证。自利不渴者属太阴，是脏有寒也；自利渴者属少阴，以下焦虚寒，津液不升，故引水自救也；惟厥阴下利属于热。以厥阴主肝，而司相火，肝旺则气上撞心，火郁则热利下重，湿热秽气，奔迫广肠魄门，重滞而难出，《内经》云："暴注下迫"者是矣。脉沉为在里，弦为肝脉，是木郁之征也。渴欲饮水，厥阴病则消渴也。白头翁临风偏静，长于驱风，用为君者，以厥阴风木，风动则木摇而火旺，欲平走窍之火，必宁摇动之风。秦皮木小而高，得清阳上升之象为臣，是木郁达之，所以遂其发陈之性也。黄连泻君火，可除上焦之渴，是苦以发之。黄柏泻相火，可止下焦之利，是苦以坚之地。治厥阴热利有二，初利用此方，以升阳散火，是谓"下者举之"、"寒因热用"法；久利，则用乌梅丸之酸以收火，佐以苦寒，杂以温补，是谓逆之从之，随所利而行之，调其气，使之平也。雄按：徐氏亦云：乌梅丸，治久痢之圣方也。

[100] **缩脾饮** 缩砂仁　乌梅肉　草果仁煨　甘草炙，各四两　干葛　白扁豆各二两

每服四钱，水一碗，煎八分。水澄冷服以解烦，或欲温欲热，任意服。

雄按：脾为阴土，喜燥而恶湿，贪凉饮冷，则脾阳为湿所滞，而缓纵解㑊，不能宣运如常矣。故以砂仁、草果，快脾而去其所恶之湿；臣以甘草、扁豆甘淡，以培其正气；即佐葛根、乌梅，一以振其敷布之权，一以缩其缓纵之势，况梅能生液，湿去津生，最为可法。

[101] **三甲散** 鳖甲　龟甲并用酥炙黄，为末，各一钱。如无酥，各以醋炙代之　穿山甲土炒黄，为末　蝉蜕洗净，炙干　白僵蚕切，生用　牡蛎煅，为末　当归各五分　白芍酒炒，七分　甘草三分

䗪虫三个，干者擘碎，鲜者杵烂，和酒少许取汁，入汤药同服，其滓入
诸药同煎

水二钟，煎八分，滤去滓。温服。

雄按：此方从《金匮》鳖甲煎丸脱胎。

[102] **白虎加苍术汤**　即白虎汤去麦冬，加苍术一味。

叶香岩曰：知母气味苦寒，入足阳明；甘草气味甘平，入
足太阴；石膏气味辛寒，入手太阴、足阳明；苍术气味苦辛温，
入足太阴；粳米气味甘平，入手足太阴。此治暑湿相搏，而为
湿温病者，以苦寒、辛寒之药，清其暑；以辛温雄烈之药，燥
其湿；而以甘平之药缓其中，则贼邪、正邪皆却，正自安矣。

[103] **清暑益气汤**　人参　黄芪　白术　广皮　神曲　泽
泻各五分　苍术　升麻各一钱　麦冬　炙草　葛根　当归　黄柏
各二分　青皮二分半　五味子九粒

水二盏，煎一盏，去滓。温服。雄按：《治法汇》止用参、芪、术、
草、归身、橘皮、五味、麦冬、黄柏九味，加姜、枣。汪按：东垣此方，
洄溪已讥其用药杂乱。此去苍术、升麻、葛根是矣，然犹不免近杂。用此
方者，加减尚宜斟酌。

王晋三曰：此治膏粱之体，因避暑而袭凉饮冷，内伤脾胃，
抑遏真阳之剂，故方中以清解与补益兼施。

尤拙吾曰：元气本虚，而又伤于暑湿，以致四肢倦怠，精
神短少，懒于动作，胸气短促，不思饮食，脉浮缓而迟者，雄
按：其脉如是，乃气虚湿盛，兼吸微暑也。可用此方。若体实脉盛，
或虽虚而不甚，及津涸烦渴多火者，则不可混投也。雄按：《湿
热病篇》第三十八条后，余有清暑益气法可用也。汪按：梦隐所定清暑益
气方，用西洋参、石斛、麦冬、黄连、竹叶、荷秆、知母、甘草、粳米、
西瓜翠衣十味，较东垣之方为妥，然临证尚宜加减斟酌。又按：伤暑倦怠，

投参、麦、五味立效。然必审其无外感者。若有暑邪投之，其危立至，不可不慎也。

雄按：东垣专事升阳，徐洄溪、章杏云皆深非之，此方亦从补中益气加味。魏柳洲云：补中益气汤，为东垣治内伤外感第一方。后人读其书者，鲜不奉为金科玉律。然不知近代病人，类多真阴不足，上盛下虚者，十居八九，即遇内伤外感之证，投之辄增剧。非此方之谬，要知时代禀赋各殊耳。陆丽京尝言：阴虚人误服补中益气，往往暴脱，司命者审诸。今人吸烟者多，阴液既已耗伤，痰气极易升逆。按：丹溪云：素无痰者，服升、柴，不致满闷。孙文垣云：经谓：升、降、浮、沉必顺之，又曰：天时不可伐。虽宜升提之病，而冬之闭藏，实为春令发生之本，天人一理，若不顾天时，而强用升提之法，是伐天和，而泄元气。根本既亏，来春何以发生？此等至理，皆不可不知也。余谓东垣立方命名本错。设当时立此培中举陷之法，名曰补中升气汤，则后人顾名思义，咸知其为升剂矣。原以升药举陷，乃既曰补中，复云益气，后人遂以为参、术得升、柴，如黄芪得防风，而功愈大。既能补脾胃之不足，又可益元气之健行。凡属虚人，皆堪服饵，而忘其为治中虚兼外感之方。再经立斋之表章，每与肾气丸相辅而行。幸张会卿一灵未泯，虽好温补，独谓此方未可浪用。奈以卢不远之贤，亦祖新甫甚矣。积重之难返也。惟叶天士谓立斋用药，每执死法，未免有不中肯綮者。汪按：洄溪亦以立斋为庸医之首。

[104] **生脉散方**　见《湿热病篇》第三十九条。

[105] **香薷饮**　四味香薷饮、黄连香薷饮、五物香薷饮、十味香薷饮并见《湿热病篇》第四十条。

[106] **真人养脏汤**　人参　白术炒焦，各钱半　肉桂　诃子肉　木香　肉豆蔻　罂粟壳各五分

水煎。温服。一方有白芍、甘草，甚者加附子五分。

雄按：此治久泻，而脾肾虚寒，脏气不摄之方也。汪按：此方诃子肉、罂粟壳并用，较益黄散更涩，亦宜末服，不宜煎服。又按：此方必纯属虚寒者方可用。若用以治暑热之痢，则必噤口告危，杀人如草矣。

[**107**] **冷香饮子** 附子炮 陈皮 草果各一钱 炙甘草一钱五分 生姜五片

水一钟，煎滚即滤。井水顿冷服。

雄按：此方与大顺散，皆治阴寒冷湿之气，客于太少二阴，而为霍乱吐下之方也。多由畏热而浴冷卧风，过啖冰瓜所致。乃暑月之中寒证，非病暑也。若痢疾门中，可用此方之证甚属罕见。苟谛审未确，切须慎之。万一误投，噬脐奚及。泂溪云：如有暑邪者，姜断不可用，虽佐芩、连不可救也。况姜、附同用，而无监制之品者乎。俞东扶云：昔罗谦甫治商参政与完颜小将军二案，俱用热药，俱不名曰暑病。又吴球治远行人一案，虽在暑月，直曰中寒。盖恐后世误以热药治暑，特举病因以称之，可谓名正言顺矣。盖寒暑者，天地一定之阴阳，不容混淆。隆冬既有热病，盛夏岂无寒病？故辨证为医家第一要务。辨证既明，自然不惑于悠悠之谬论，而无倒行逆施，遗人夭殃之虑矣。

[**108**] **败毒散** 羌活 独活 柴胡 前胡 川芎 枳壳 桔梗 茯苓 甘草 薄荷

为细末。每服二钱，水一盏，煎七分。温服，或沸汤点服亦得。雄按：此即《活人》本方，去人参、姜，加薄荷。

余师愚曰：此足三阳药也。羌活，入太阳，而理游风；独活，入太阴，而理伏邪，兼能除痛；柴胡，散热升清，协川芎和血平肝，以治头痛、目昏；前胡、枳壳，降气行痰，协桔梗、茯苓，以泄肺热，而除湿消肿；甘草和里；更以薄荷为君，取其清凉，气味皆薄，疏导经络，表散，能除高巅邪热。方名败毒，良有以也。疫证初起，服此先去其爪牙，雄按：爪牙者，表邪之谓也。无表邪者，不可用也。使邪不盘踞经络，有斑即透，较升、葛、荆、防，发表多多矣。如口干舌燥，加黄芩；喉痛，加山豆根，倍甘、桔。雄按：虽加苦寒之品，终嫌升散，必恶寒无汗者，始可用也。古方引用生姜，生姜性大热，与疫证不宜，以葱白易之可也。

雄按：喻氏论疫，推服此方为第一，极言其功效之神。后人从而和之。然羌、独、柴、芎，类属温升。考《活人书》治伤寒，瘟疫，风湿，风眩，拘踡，风痰，头痛，目眩，四肢痛，憎寒壮热，项强睛疼。则所治者，原是风寒湿瘴杂感之伤寒、瘟疫，并非兼治暑燥之病者。余氏因熊氏先剪爪牙之说，遂谓温热之疫初起，亦当先服此方。虽每服二钱，尚是小剂，但必外挟风寒湿之表邪者，始为合拍。否则热得风而愈炽，能无亢逆之扰乎？惟桔梗汤［52］最为中窾①，用者审之。

［109］清瘟败毒饮 生石膏大剂六两至八两、中剂二两至四两、小剂八钱至一两二钱　小生地大剂六钱至一两、中剂三钱至五钱、小剂二钱至四钱　乌犀角大剂六钱至八钱、中剂三钱至五钱、小剂二钱至四钱　真川连大剂四钱至六钱、中剂二钱至四钱、小剂一钱至一钱半　栀子　桔梗　黄芩　知母　赤芍　元参　连翘　甘草　丹皮　鲜竹叶

先煮石膏数十沸，后下诸药，犀角磨汁和服。

此十二经泄火之药也。凡一切火热，表里俱盛，狂躁烦心，

---

① 窾（kuǎn，款）：孔穴，空隙。引伸为规矩，法则。

口干咽痛，大热干呕，错语不眠，吐血衄血，热甚发斑，不论始终，以此为主方。盖斑疹虽出于胃，亦诸经之火有以助之。重用石膏，直入胃经，使其敷布于十二经，退其淫热；佐以黄连、犀角、黄芩、泄心肺火于上焦；丹皮、栀子、赤芍，泄肝经之火；连翘、元参，解散浮游之火；生地、知母，抑阳扶阴，泄其亢甚之火，而救欲绝之水；桔梗、竹叶，载药上行；使以甘草和胃。此大寒解毒之剂，重用石膏，则甚者先平，而诸经之火自无不安矣。若疫证初起，恶寒发热，头痛如劈，烦躁谵妄，身热肢冷，舌刺唇焦，上呕下泄，六脉沉细而数，即用大剂；沉而数者，即用中剂；浮大而数者，用小剂。如斑一出，即加大青叶，并少佐升麻四五分，引毒外透。此内化外解，浊降清升之法，治一得一，治十得十。以视升提发表而加剧者，何不俯取刍荛之一得乎。雄按：观此说，则初起不必用剪爪牙之法也。又秦皇士治斑，用升麻、黄连、生地、丹皮、甘草、木通，名升麻清胃汤，轻清凉血，亦是透化斑疹之妙法。误食荤腥者，加山楂、砂仁。乾隆甲申，余客中州，先君偶染时疫，为群医所误，抱恨终天。竭其有极思于此证，必有以活人者，公之于世，亦以稍释余怀。因读《本草》，言石膏性寒，大清胃热，味淡气薄，能解肌热；体沉性降，能泄实热。恍然大悟，非石膏不足以治热疫，遇有其证辄投之，无不得心应手。三十年来，颇堪自信。《活人》所不治者，笔难罄述。然一人之治人有限，因人以及人无穷，因著为《疫疹一得》公之于世。使天下有病斯疫者，起死回生，咸登寿域，余心庶稍安焉。桐城余霖漫识。

吴种芝曰：甲寅夏久无雨，暑气盛行，人多疾病，病则必死，医家齐束手不治。师愚辄予以石膏、黄连等剂，无不立效。其得之则生，不得则死者，不可更仆数。而余门下奎氏兄弟，一存一夭，尤属明征。然存活日多，而谤者日益，众谓师愚非石膏不立剂，是诬人。甚至以谤师愚之故，并谓石膏为断不可用，岂不更诬药哉？诬人即已，不可诬药，而愚者信焉，妄者传焉。虽遇热证凶危，仍以柴、葛当之，不效，则投以丹、芩，又不效，则投以人参、桂、附。雄按：粗工伎俩大率如此。至于一误再误，死而后已，医者犹诩诩得意，曰：非我也，命也。是以谤师愚之故，而累及无辜，置人之生死于弗顾也，岂不大可叹哉！

庄制亭曰：此方分两太重，临证时不妨量裁一二味，或减轻分两。如石膏，由三五钱，以至二三两，皆可取效。汪按：石膏体重，若止用三五钱，似嫌太少。

雄按：余君治祁某案后云：此方医家不敢用，病家不敢服，甚至药肆不敢卖。有此三不敢，疫证之死于误者，不知凡几。纪文达公，于癸丑年，曾目击师愚之法活人无算。而谓其石膏有一剂用至八两，一人服至四斤，因而疑为司天运气所值，未可执为通例。余氏书中，亦罗列运气之说。然则甲子、甲申、戊子、丙午、癸丑、甲寅等年，岁运并不同，何以案中治法皆同乎？此司天在泉之不可泥。但察其时之旱潦，见证之宜否为可凭也。道光中，归安江笔花，治一时疫发斑，用石膏至十四斤而斑始透，盖深得师愚之法者。而王予中太史《白田集》，有《石膏辨》云：目击受石膏之害者甚多，深以缪仲淳、袁体庵为不可法。贤者尚尔，无怪乎庸耳俗目之谤师愚也。夫停食不消，因而致死者多矣，岂可归罪于五谷？以为神农后稷作俑，而令天下人辟谷耶？况物性之中和，莫如谷矣。而霍乱痧胀，一口米汤下咽，即难救治。盖一病有一病之宜忌，用得其宜，硝、黄可称补剂。苟犯其忌，参、术不异砒、硇。故不可舍病之虚实、寒热而不论，徒执药性之纯驳以分良毒也。补偏救弊，随时而中，贵于医者之识病耳。先议病后议药，中病即是良药。汪按：凡药能治病者，误用即能杀人，参术与硝黄无异也，贵于中病而已。乃世人无病者偏好服药，及有病又不议病而议药。医者欲其道之行，藉以谋生，相率阿世取容。偶有特立之士，力排众论，别出心裁，如师愚者，且群目为怪物矣。欲求医药之昌明，何可得乎？此数语，乃医者之良箴，处方之轨范。吾愿世之医人，取而三复之。然读书以明理，明理以致用。苟食而不化，则粗庸偏谬，贻害无穷，非独石膏为然矣。搢绅先生，博览之余，往往涉猎岐黄家言。或笔之于书，或参赞亲友之病。世人因信其知儒，遂并信其知医。孰知纸上谈兵，误人不浅，吕晚村是其尤者也。安得如徐洄溪者，一一而砭之哉。

汪按：洄溪有"涉猎医书误人论"，言皆切中，可以垂戒，而《医贯砭》一书，尤极有功于医学。无如世之庸耳俗目，推尊晚村者，终不肯信也。可叹！

[110] **锡类散** 象牙屑焙 珍珠各三分 飞青黛六分 梅花冰片三厘 壁钱俗名喜儿窠，二十个。用泥壁上者，木板上者勿用 西牛黄 人指甲男病用女，女病用男，须分别合配。各五厘

研极细粉，密装瓷瓶内，勿使泄气。专治烂喉时证，及乳蛾，牙疳，口舌腐烂。凡属外淫为患，诸药不效者，吹入患处，濒死可活。

雄按：此方尤鹤年附载于《金匮翼》，云张瑞符传此，救人而得子，故余名之曰"锡类散"。功效甚著，不能殚述。

[111] **朱砂安神丸** 透明朱砂另研 黄连各五分 生地三钱 当归 甘草各二钱

为细末，酒泡蒸饼丸如麻子大，即以朱砂为衣。每服三十丸，卧时津液咽下。

叶仲坚曰：经云：神气舍心，精神毕具。又云：心者，生之本，神之舍也。且心为君主之官。主不明，则精气乱；神太劳，则魂魄散。所以寤寐不安，淫邪发梦，轻则惊悸、怔忡，重则痴妄，颠狂。朱砂具光明之体，赤色通心，重能镇怯，寒能胜热，甘以生津，抑阴火之浮游，以养上焦之元气，为安神之第一品。心苦热，配黄连之苦寒，泻心热也，更佐甘草之甘以泻之。心主血，用当归之甘温，归心血也，更佐地黄之寒以补之。心血足，则肝得所藏，而魂自安。心热解，则肺得其职，而形自正也。

[112] **集灵膏** 人参 枸杞子各一斤 天冬 麦冬 生地 熟地各二十八两 怀牛膝酒蒸，四两

甜水，砂锅熬膏，将成加炼白蜜六两，滚数沸收之。白汤或酒调服。

雄按：先大父云：此方始见于《广笔记》，云出内府。又载于《治法汇》，而无牛膝。方后注：血虚，加当归四两；脾弱，加白术四两或半斤。且云治一切气血两虚，身弱，咳嗽者，罔不获效。凡少年但觉气弱倦怠，津液少，虚火上炎，急宜服之。后惟魏玉横善用此方，《续名医类案》内极著其功效。实即人参固本加味也，或又加仙灵脾。余谓峻滋肝肾之阴，无出此方之右者。若兼带下、遗精者，宜去牛膝，加黄柏。大便易滑者，亦去牛膝，重加生薏仁。《理虚元鉴》治劳嗽，用本方去人参、牛膝，加元参、甘、桔。

[113] **麦冬汤** 麦冬一两 炙甘草二两 鲜竹叶十五瓣 北枣肉两枚

为细末。每服五钱，粳米汤盏半，煎至一盏。温服。不能服者，棉渍点口中。如加人参更妙。

雄按：此海藏方也。即《金匮》麦门冬汤，去半夏，加竹叶。治房劳复之气欲绝者，服之大效。然《外台》于此证，主一味竹皮汤。以竹皮坚韧，能固气液之脱，而清虚火，方中似不可缺。又枸杞子，纯甘多液，能补精神气血之耗伤。凡气喘吸促，根蒂欲漓者，可加入两许，殊胜人参、熟地也。即不因房劳，而气液两亏，不能受重剂峻补者，余亦用此法，接续其一线之生机，每多获效。推而广之，可以养心营，可以润肺燥，汪按：嗽证，肺虽虚，而尚有邪者，麦冬究宜慎用。可以缓肝急，可以补脾阴，其用多矣。宜易其名，曰小复脉汤。

索 引

（按笔画排序）

温热经纬 索引